女性泌尿健康指南

楊振銘 醫師
黃文貞 醫師
楊淑惠 博士 ◎著

晨星出版

CONTENTS

婦女**泌尿健康**
的最佳照護

　　婦女下泌尿道的問題長久以來並未受到重視，這是一個「死不了人」的問題。隨著社會的進步，看病已經不僅是救命而已，目前最受重視的健康議題早已經是生命品質（quality of life）的追求。婦女泌尿問題就正是這樣一個與生活品質息息相關的問題，而女性的下泌尿道生理也遠比想像的複雜，必須有專科的醫療才能成事。

　　臺灣醫療的現象過去常以單方面給予的權威方式進行，病患不敢開口詢問，這樣的現象到了全民健保實施初期也還不能改善；多數的情況是有看病、無說明，有開藥、無衛教。特別在大型的醫院，熱門門診經常人滿為患，醫師少有時間詳細解說，如何改善這樣的情況，仍有待制度及醫界持續的反省和改進。

　　楊振銘醫師等所著的這本《女性泌尿健康指南》就恰能補足醫療現況的這個環節。

　　楊振銘醫師初到馬偕醫院婦產科應該已是20多年前的事了，我還記得當時楊醫師清純的模樣及努力學習的態度，時光荏苒，楊醫師現在已經卓然成家！楊醫師當時除了臨床住院醫師工作外，並和我有研究計畫，我們前瞻性的探討在產房中給產婦不同的輸液是否對新生兒的情況有影響，楊醫師態度積極誠懇，工作極有效率，極獲好評。其後楊醫師又協助我完成妊娠期間孕婦的中心血流力學變化，並發表在國際期刊，這篇論文多次被引用，具見其能力早就可見端倪。其後楊醫師專心從事婦女泌尿專科，並到美國Cincinnati Medical Center深造，學成後更在臨床服務中

累積經驗，印證所學，精益求精，目前已是婦女泌尿學門兼俱臨床服務和研究成績的翹楚！

如今楊醫師將多年的學養經驗，藉由文字鋪陳，深入淺出的寫出，使得爲婦女泌尿問題所困擾的病患，在就診前可以先行了解，就診時可以切題的和醫師討論，就診後須配合的治療和生活上的配合皆可以有所遵循，相信對就診和治療的成功都極有助益。

這本由楊醫師集合其婦女泌尿團隊的力作，不僅止於此，其專業程度也可做爲其他醫師們的重要學習參考。

我樂於爲之推薦。

馬偕紀念醫院 副院長 楊育正

寫這本書的原因……

　　自1996年由美國進修回來，專心從事婦女泌尿學科已過十年，隨著時代的變遷，科技的發明，婦女泌尿學科開始受到重視，但畢竟這是一門新興的學科，即使醫學院的學生、教學醫院的住院醫師，甚至醫院裡資深的主治醫師，對此學科的相關議題，仍然不是很清楚，更何況是一般的民眾？

　　目前臺灣民眾在就診時，常常不了解該如何事先做準備，以利就診時加速流程、縮短就醫等待時間，以便即早獲得所需的治療。這與醫學先進的美國醫療情況迥然不同。在美國到婦女泌尿學科的患者，多半經由家庭醫師轉診過來，在就診前會已事先預約，婦女泌尿學科的相關醫護人員，也會把相關的問卷調查寄給要就診的民眾，因而繁瑣的泌尿問題，透過事先充足的準備，就診時馬上可以針對問題，立即給予相關的檢查或治療，而且又能有充分的時間討論病情。

　　反觀國內的醫療環境，民眾直接到醫學中心就診，但在擁擠的候診室裡，最擔心的是「忙碌的」診治醫師無法聆聽自己的病情，甚至擔心可能會有「三長兩短」的情事，因此自己身心的痛苦不能詳盡告知。即使已接受完善的診治，還是不太明瞭本身所患的疾患，平常是否該注意什麼？這令我們興起希望能夠教育民眾的心思，遂於1998年建置「婦女泌尿暨骨盆腔鬆弛專業醫療網」(http://home.kimo.com.tw/unit23322001)

　　（原先寄放於雅虎奇摩的免費空間，現在已被取消免費空間的擺放）。網站的建立除提供民眾查詢之外，期望民眾在就診時，第一能縮短時間；第二能立即切入問題核心，接受所需的檢查；第三能立即獲得最妥善的治療，不會因為臺灣的不良醫療環境造成

病情延宕。但是，就診時點閱網站來做衛教還是不太方便，因為醫療行政業務的關係，常無法當場點閱讓就診民眾瞭解，而且網站也已被取消，不能再提供任何服務。

　　有機會接到晨星出版社吳怡芬小姐的邀請，希望將網站的內容口語化，寫成民眾能了解的《女性泌尿健康指南》一書，令我們的研究團隊怦然心動，這是另一種可以提供最快速的衛教方式及醫療諮詢，我們團隊於是合力完成此健康書。本書除了口語化方便民眾閱讀的內容外，部分專業知識也刊登在內（特別標明），期望對醫學生、住院醫師及非相關的醫療專業人員提供一些幫助。文稿中使用實境的照片有些可能不太賞心悅目，但是比起用文字書寫的方式，圖片更讓人容易理解。

　　衷心的期望這本書能對您有所幫助！

　　踏出這一步之後，我們會再努力重新恢復網站的建置，將我們的研究公布於世，畢竟這是讓人獲得醫療訊息最快速、最方便的方法，我們會努力的。

婦女骨盆醫學研究團隊

臺北醫學大學公共衛生暨營養學院　楊淑惠　博士

國泰醫院婦產科　黃文貞　醫師　　致謝

馬偕醫院婦女泌尿科　楊振銘　醫師

令人難以啓齒的泌尿毛病

　　現代婦女由於平均壽命的延長，所以會開始出現所謂「老人疾病」，這些疾病大都是中老年之後才會出現的一些器官功能方面的問題，婦女的下泌尿道功能異常與骨盆鬆弛就是很典型的例子。當婦女出現頻尿、尿失禁等症狀時常常會不以爲意，尤其是如果生過小孩或已經停經，更會把這些現象視爲理所當然，比較嚴重的時候就以隱忍的方式來自處，然而這些症狀真的不需要注意嗎？

婦女尿路障礙

　　尿路障礙專指婦女發生於下泌尿道系統（即膀胱和尿道）的問題，可依照下泌尿道的功能分成：1.膀胱儲存尿液方面的問題，如：不穩定逼尿肌、膀胱感覺異常、膀胱容量減少、低適應力膀胱等；2.膀胱排尿方面的問題，如：逼尿肌無力、殘尿過多及排尿困難等；3.膀胱頸禁尿問題，包括不同種類的尿失禁，在婦女尿失禁各種型式之中，大致上可粗略分成膀胱頸尿道位置不穩定與尿道內因性尿失禁，後者是因爲尿道本身的尿道括約肌功能不全而引起的尿失禁。

複雜的泌尿系統

　　人是社會性動物，因此膀胱就成爲一儲存的容器，在自然的情況下不會有過高的壓力造成不舒服的感覺，但是當膀胱發脹（尿液量約有200至300cc時），膀胱黏膜的感覺接受器，會將膀胱受尿液牽扯的訊息傳送到大腦，提醒我們該排放膀胱儲存的尿液（請參考「第一篇第二章」），也就是要去上廁所啦！膀胱及尿道若

出現問題，那麼尿液「儲存」及「解尿」的功能也會跟著出狀況；這些問題有可能是「骨盆腔鬆弛」所致（請參考「第三篇第一章」）。正常情況下的膀胱、尿道、子宮及直腸皆位在骨盆腔內，由骨盆肌肉及結締組織韌帶所維繫（請參考「第一篇第三章」）。但隨著年齡的增長，骨盆肌肉韌帶會因生產、老化、停經、慢性肺疾（如氣喘、慢性肺阻塞）、慢性便秘、長期提重物或做粗重的工作等，造成神經損傷或筋脈斷裂，而產生骨盆鬆弛及尿路症狀。

多久解一次小便才算正常？

到底要多久解一次小便才算正常，這和四周環境的溫度、濕度、個人攝取水分的多寡、飲水的習慣，以及是否處於緊張或鬆弛的狀態下有關。一個人在清醒時每一至四個小時解一次小便都算正常。正常的人白天解尿次數不超過七次（≦7），晚上睡著以後不超過一次（≦1）；若白天超過七次表示可能有「頻尿」的現象，晚上超過一次以上則有「夜尿」的情形，可能因素有：水分攝取過多或膀胱容量減少，如膀胱過動症等。以下的幾種疾病通常都會出現頻尿的症狀：尿道症候群、急性膀胱炎尿道炎、膀胱結石與下輸尿管結石、膀胱腫瘤、停經後的婦女、尿失禁的病人、陰道炎、骨盆腔發炎、膀胱或陰道內有異物、子宮內膜異位症、神經性膀胱病變、腦血管病變等（請參考「第三篇等相關章節」）。

頻尿的病人通常或多或少有「夜尿」的現象，年紀大的人由於膀胱神經退化的關係，夜尿的情形更為明顯。夜尿帶給病人最大的困擾是對睡眠的影響，常因睡眠不足而引發身體其他的毛

病；但也有不少人是因為失眠睡不著覺而頻頻起來小便，這些人在給予適量的精神安定劑後，夜尿自然就消失了。要小心的是，若頻尿的情形合併有解尿時會感到疼痛或不舒服，同時解尿時尿液出現血跡，則可能罹患膀胱尿道系統發炎（請參考「第三篇第八章」）、結石（請參考「第三篇第九章」）或間質性膀胱炎（請參考「第三篇第四章」）。

　　咳嗽、打噴嚏或大笑時會漏尿，表示尿道本身形成的阻力無法抵抗來自膀胱上升時的壓力，而膀胱上升的壓力可能來自咳嗽、打噴嚏或大笑時腹壓的增加所造成膀胱內壓力間接的上升；也有可能是因為上述的動作導致膀胱逼尿肌的不自主收縮造成膀胱壓力的直接上升，前者就是一般所說的「應力性尿失禁」（請參考「第三篇第二章」），後者就是「膀胱過動症」中的「逼尿肌不穩定」（請參考「第三篇第五章」）。尿失禁令人最難堪尷尬的情形就是在公眾場合下尿濕衣褲，即使有使用護墊，若不常更換，沾濕的護墊與會陰皮膚相接觸，會產生難聞的味道，也造成會陰周邊的皮膚發炎與搔癢不適。

　　有「膀胱過動症」的患者，膀胱在少量尿液的情況下、在某些場合如聽到流水聲或性行為高潮來時，會誘發膀胱逼尿肌的強烈收縮造成膀胱壓力上升，引起不舒服的急尿感。若是骨盆腔肌肉及尿道旁括約肌無法同時產生一定的尿道阻力，就會造成漏尿（請參考「第三篇第五章」）。「尿床」不應該發生在成年人，尤其是25歲以後，成年人發生尿床最常見的原因為「膀胱過動症」中的「逼尿肌不穩定」（請參考「第三篇第五章」）。

膀胱解尿的問題

　　女人解小便不像男人般需用到腹部壓力，通常只要放鬆骨盆腔肌肉，膀胱頸尿道下移，膀胱頸口鬆開，尿液即能通過尿道，

也不需在逼尿肌的收縮或腹壓增加的情況下就能自然解尿。若解尿時感覺尿流速很慢或必須用力才能解尿時，表示有「解尿困難」的傾向（請參考「第三篇第十三章」），常見於嚴重型骨盆腔鬆弛、尿失禁手術過後、尿道狹窄、停經後尿道萎縮、骨盆腔根除手術術後、骨盆腔腫瘤壓迫與神經性膀胱病變等症狀（請參考「第三篇等相關章節」）。

解完小便後，有時會感覺需再解幾滴尿或膀胱仍有尿意感，這時可能有骨盆腔鬆弛——尤其是嚴重的膀胱脫垂造成尿液的殘留（請參考「第三篇第一章」）、尿道憩室裏的尿液蓄積（請參考「第三篇第十一章」）、或是神經性膀胱病變造成尿液排空不全（請參考「第三篇第六章」）。

骨盆鬆弛問題

在提重物、咳嗽或蹲下時，經常覺得下腹部有下墜的感覺，甚至感覺有突出的肉球、肉塊，表示可能有「骨盆腔鬆弛」的情況（請參考「第三篇第一章」）。初期症狀僅僅是下墜感，隨著情況的嚴重，可能發生肉球、肉塊突出於陰道口，造成解尿的困難；或因肉球、肉塊與內褲摩擦造成出血現象。

就醫才是根本之道

無論如何，若是察覺有任何膀胱尿道的症狀或骨盆腔鬆弛的情形，就應該尋求專科醫師的診治，才是最根本之道（請參考「第二篇」等相關章節）。如果能在求診前便做好事前準備工作（請參考「附錄二、三、四」），就能讓診治的醫師更了解您的情況，縮短就醫的時間，而能有充分的時間與看診醫師詳細討論病情及治療計畫。

泌尿系統疾病及治療表

尿常見泌問題	頻尿、夜尿							
可能疾病	尿路感染	尿路結石	尿道症候群	間質性膀胱炎	膀胱過動症	神經性膀胱病變	逼尿肌不穩定合併膀胱收縮無力	夜尿、尿床
需做哪些檢查	臨床檢查、尿液常規檢查、超音波檢查、內視鏡檢查、靜脈注射腎盂攝影檢查（針對一年超過三次以上感染之患者）	臨床檢查、尿液常規檢查、腹部X光檢查、超音波檢查、血液檢查、靜脈注射腎盂攝影檢查	臨床檢查、尿液常規檢查、超音波檢查、尿動力學檢查、膀胱尿道鏡	臨床檢查、尿液常規檢查、超音波檢查、膀胱尿道鏡	臨床檢查、尿液常規檢查、超音波檢查、尿動力學檢查	臨床檢查、尿液常規檢查、X光檢查、尿動力學檢查	臨床檢查、尿液常規檢查、尿動力學檢查	臨床檢查、尿液常規檢查、X光檢查、尿動力學檢查、超音波檢查
該接受什麼治療	藥物治療	藥物治療；體外震波碎石術、水電波、超音波、雷射、氣動式等碎石術；經皮腎臟造瘻取石術；結石溶解術；副甲狀腺切除術（如果是副甲狀腺功能失常者）	藥物治療、尿道擴張手術	藥物治療、膀胱水灌注、膀胱藥物灌注	藥物治療、凱格爾運動、行為療法、生理迴饋、功能性電刺激、膀胱肉毒桿菌注射、經陰道下腹神經切斷手術	藥物治療、自我導尿、尿管置放、尿液分流術	藥物治療、自我導尿、尿管置放	藥物治療

★臨床檢查及尿液常規檢查為婦女泌尿學科的常規性檢查

分類	項目	檢查	治療
尿失禁	應力性尿失禁	臨床檢查、尿液常規檢查、超音波檢查、尿動力學檢查、X光檢查	凱格爾運動、藥物治療、行為療法、恥骨後膀胱頸與近端尿道懸吊、低張力中段尿道吊帶懸吊手術
尿失禁	膀胱陰道廔管	臨床檢查、尿液常規檢查、超音波檢查、X光檢查、膀胱尿道鏡	經陰道手術如 Latzko's operation (partial colpocleisis)、經腹部膀胱陰道廔管修補手術
尿失禁	尿道憩室	臨床檢查、尿液常規檢查、膀胱尿道攝影、膀胱尿道鏡、超音波檢查	憩室切開手術、憩室切除手術
尿失禁	根除性骨盆腔術後	臨床檢查、尿液常規檢查、X光檢查、尿動力學檢查	藥物治療、自我導尿、尿管置放
尿失禁	解尿困難	臨床檢查、尿動力學檢查	藥物治療、自我導尿、尿管置放、尿道擴張手術
骨盆鬆弛	膀胱脫垂	臨床檢查、尿液常規檢查、超音波檢查、尿動力學檢查	藥物治療、自我導尿、尿管置放、尿道擴張手術
骨盆鬆弛	直腸脫垂	臨床檢查、尿液常規檢查、超音波檢查	藥物治療、自我導尿、尿管置放、尿道擴張手術
骨盆鬆弛	子宮脫垂	臨床檢查、尿液常規檢查、超音波檢查	凱格爾運動、生理迴饋、陰道圓錐體運動、功能性電刺激、前陰道壁修補手術、後陰道壁修補手術、子宮及陰道頂懸吊手術
其他	尿道狹窄	臨床檢查、尿液常規檢查、X光攝影、膀胱尿道鏡、超音波檢查	藥物治療、尿管置放、自我導尿、尿道擴張手術
其他	大便失禁	臨床檢查、肛門直腸壓力檢查、直腸超音波、大腸直腸鏡、肛門肌電圖	括約肌修補手術

泌尿系統疾病好發年齡表

疾病名稱	尿路感染：性行為、尿路異常	尿路結石	尿道憩室	懷孕頻尿及尿失禁	應力性尿失禁：生產等因素為主，再加上年紀、肥胖、提重物等因素	應力性尿失禁：除了左列因素外，再加上缺乏女性荷爾蒙造成內在性因子的問題	尿床：逼尿肌不穩定	膀胱過動症、逼尿肌不穩定	逼尿肌不穩定合併膀胱收縮無力：老化的影響	神經性膀胱病變：糖尿病等神經病變
10～20歲（青春期）	✓						✓			
21～35歲（性成熟期前段）	✓	✓		✓						
36～50歲（性成熟期後段）	✓	✓	✓	✓	✓			✓		
51～64歲（更年期）		✓	✓			✓		✓		✓
65歲以上（停經期）		✓				✓		✓	✓	✓

項目	1	2	3	4	5
大便失禁：生產過後		✓	✓		
解尿困難：最常見的原因有尿路感染、骨盆鬆弛、尿路腫瘤、尿道萎縮等				✓	✓
解尿困難：常見原因有尿路感染、尿道症候群等		✓	✓		
尿路廔管：婦科手術造成			✓	✓	
骨盆鬆弛			✓	✓	
尿道狹窄：缺乏雌激素				✓	✓
尿道症候群：最常見為（更年期）後尿道萎縮所導致				✓	
尿道症候群（感染）：最常見為經常性尿路（感染）所導致		✓	✓		
間質性膀胱炎		✓	✓		
根除性骨盆腔術後，如子宮頸癌患者、放射性治療術後			✓	✓	✓

尿路障礙自我評估表

若是有出現下列的情況，很有可能出現膀胱、尿道的功能異常或骨盆鬆弛，必需找醫生好好檢查一下。

妳有尿路障礙嗎？
幾個評估婦女尿路障礙及骨盆鬆弛有用的問題：

1. 妳白天解尿多少次？
2. 當妳感覺緊張、壓力大或時間緊迫時會習慣想上廁所嗎？
3. 妳睡著之後會醒過來解尿的次數？
4. 妳曾經尿道、膀胱或腎臟受感染嗎？
5. 妳在解尿時會感到疼痛或不舒服嗎？
6. 妳解尿時尿液曾出現過血跡嗎？
7. 當妳咳嗽、打噴嚏或大笑時會漏尿嗎？
8. 漏尿的頻率如何？
9. 妳會因為漏尿而使用護墊嗎？
10. 妳曾經有過一定要去解尿的非常強烈且不舒服的急尿感嗎？
11. 若第10題的答案是肯定的，那麼妳曾經因此而在到達洗手間之前就有漏尿的經驗嗎？
12. 性行為當中或之後曾經漏尿嗎？
13. 過去一年曾經尿床嗎？
14. 妳在開始解尿時會有困難嗎？解尿時尿流速很慢或必須用力才能解尿嗎？
15. 當妳解完小便時，會感覺需再解幾滴小便或膀胱仍有尿意感嗎？
16. 妳是否感覺下腹有下墜感，或感覺到有東西從陰道裡掉出來？

第1篇 了解泌尿系統

1-1 我們的泌尿系統

　　尿路系統就好比是人體內的下水道系統，包括「上泌尿道」──腎臟、輸尿管；「下泌尿道」──膀胱和尿道。當血液流經腎臟，腎臟會將多餘的水分和電解質濃縮後排入尿路系統，然後再經適當的時候排出體外。

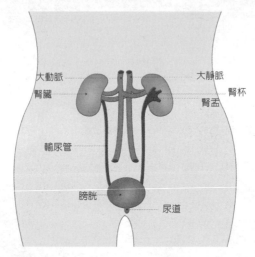

■ 人體的尿路系統包括腎臟、輸尿管、膀胱和尿道。

腎臟

　　正常成人具備兩枚腎臟，位於腰部兩側後方，因此台語俗稱為「腰子」，為泌尿系統的一部分，主要功能為負責過濾血液中的雜質、維持體液和電解質的平衡，最終產生尿液經由尿路系統排出體外，但同時也具備內分泌的功能以調節血壓。

輸尿管

　　輸尿管的功能主要是運輸從腎臟製造的尿液到膀胱，在解剖位置上分成腹部段（abdominal segment）與骨盆段（pelvic segment），這兩段的長度都約12到15公分，輸尿管壁只有一層排列成螺旋狀的肌肉組織。

膀胱

　　膀胱的主要功能包括儲存來自輸尿管的尿液與排空尿液，它是一個中空、充滿肌肉組織的器官，平時沒有尿液的時候是扁平的，當膀胱內漲滿尿液時會被撐成球狀。膀胱內膜的細胞為過渡性上皮（transitional epithelium），膀胱壁包含三種走向的細胞，裡層為縱向、中間為環形，而外層也是縱向的肌細胞，這種安排有助於膀胱的收縮。

尿道

　　女性的尿道直徑約6公釐，長度只有4公分，尿道埋藏在前陰道壁的外膜當中，尿道內膜有很多縱摺與腺體的開口，尿道的內括約肌為平滑肌，包括斜向、縱向與少數環狀的肌肉，外括約肌為橫紋肌。

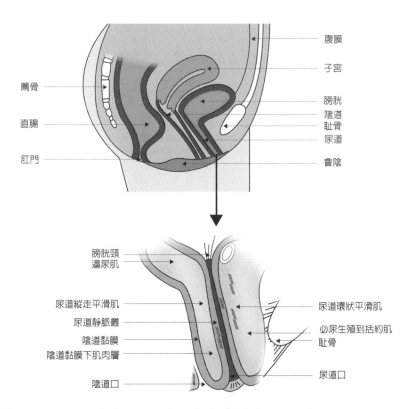

腹膜
子宮
薦骨
膀胱
陰道
直腸
恥骨
尿道
肛門
會陰

膀胱頸
逼尿肌

尿道縱走平滑肌
尿道環狀平滑肌
尿道靜脈叢
必尿生殖到括約肌
陰道黏膜
恥骨
陰道黏膜下肌肉層
尿道口
陰道口

■ 正中矢狀切面下的膀胱、尿道的細微構造與鄰近組織器官的相互關係。膀胱、尿道位在前陰道壁上，於恥骨之後、子宮之前。

1-2 泌尿系統的生理作用

　　身體的運作須經新陳代謝將所攝取的物質轉換成能量，以提供身體所需，或者轉變成適當的營養成分，作為修補或成長之用。然而各種物質經由代謝過程後，也會產生許多的廢物，這些廢物若累積在人體內，會危害身體，甚至可能致命，此時就需要排泄系統將這些廢物排出。泌尿系統為排泄系統中的一環，以尿液的形式將廢物排出，尿液中不單單只有水分，並且含有許多廢物，例如尿酸、尿素及一些無機鹽類等都溶解在尿液中，隨著尿液一起排出體外。

膀胱的生理作用

　　通常血液流經腎臟後，多餘的水分及代謝廢物會匯集到腎盂，再經由輸尿管集中至膀胱便形成尿液。膀胱在人體內主要功能為貯尿與解尿。當膀胱處於貯尿狀態時，內壓平緩無尿意，尿液容量若超過300cc會有輕微的尿意感，但正常情況下都能忍住，直到超過300cc後尿意感

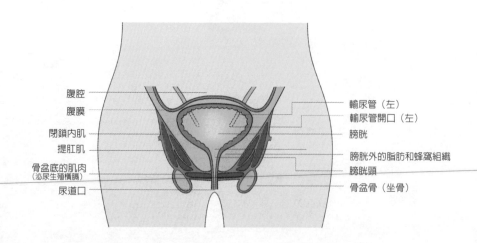

腹腔
腹膜
閉鎖內肌
提肛肌
骨盆底的肌肉
（泌尿生殖橫膈）
尿道口

輸尿管（左）
輸尿管開口（左）
膀胱
膀胱外的脂肪和蜂窩組織
膀胱頸
骨盆骨（坐骨）

■ 膀胱是個中空儲存尿液的器官，位處在骨盆腔內，接受輸尿管傳送由腎臟排泄的尿液，再經由尿道（會穿過骨盆底肌肉或另稱為泌尿生殖橫膈）將尿液於適當的時候排泄到體外。

才會逐漸增強，此時膀胱的逼尿肌會呈現鬆弛狀態，膀胱頸及尿道括約肌則爲緊閉狀態，同時尿道閉鎖壓力會大於膀胱內壓，即使有咳嗽或跳躍等增加腹壓的舉動也不會有漏尿的現象。

當膀胱集滿尿液時，強烈的尿液訊息經由神經傳到大腦，也就是膀胱由貯尿期轉爲解尿期，因此大腦就下指令找廁所解尿。等一切準備妥當，大腦的排尿中樞會協調命令尿道括約肌放鬆並使膀胱逼尿肌收縮，將尿液經由尿道排出；膀胱排空後，就又回到到前述的貯尿期。如此周而復始循環，這就是膀胱的生理作用。

神經的生理作用

中樞神經、自律神經及體神經系統控制膀胱逼尿肌、括約肌及骨盆底肌肉之各個功能。交感神經源自胸腰部T10至L2之脊椎神經，經下腹神經（hypogastric nerve）到膀胱、尿道及骨盆腔。副交感神經來自第二（S2）至第四薦椎（S4），經骨盆神經和交感神經的周邊神經——下腹神經，匯合形成骨盆神經叢。骨盆神經叢的分支沿著直腸兩側延伸至膀胱外背側，進而分布到膀胱和尿道。副交感神經的末梢分布在整個膀胱壁上，負責逼尿肌的收縮；交感神經主要分布在膀胱三角和膀胱頸。

除了自主神經以外，尿道也受體神經的支配。體神經也是來自第二（S2）至第四薦椎（S4），其作用是透過會陰神經來支配尿道外括約肌的收縮。另外，來自大腦的意識控制，也經過 S2至S4傳至骨盤內隨意肌肉及外尿道括約肌。當膀胱內的尿量逐漸增加時，感覺神經位於膀胱三角口的自體感受器會將膀胱膨脹的感覺傳回大腦，此時交感神經感覺興奮，一方面促成膀胱出口處的平滑肌收縮，增加膀胱出口處的阻力，另一方面則繼續抑制逼尿肌的收縮，所以尿量雖然逐漸增加，但膀胱內壓並不會明顯地上升，因此膀胱可在低壓狀態容納更多尿液而又不會流出體外。

婦女下段尿路系統的周邊神經支配

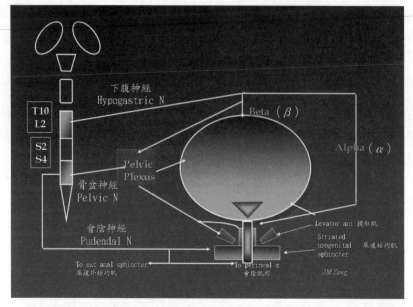

■ 膀胱與尿道主要受中樞神經、自律神經及體神經系統所控制，交感神經來
自第10胸椎（T10）至第2腰椎（L2）之脊椎神經，副交感神經來自第2
（S2）至第4（S4）薦椎。

當交感神經的 $\alpha 1$ 感受器興奮時，膀胱頸和尿道內括約肌收縮，可增加膀
胱出口的阻力來防止尿失禁；當 $\beta 2$ 感受器興奮時，則會直接和間接地抑
制逼尿肌的收縮，如此增加膀胱的容受性或彈性。

　　交感神經負責被動性的儲尿功能，而主動性儲尿則靠體神經控制骨
盆橫膈肌肉群和尿道外括約肌的收縮來中斷排尿。當腹壓突然增加時，
骨盆底肌肉群、膀胱頸和尿道括約肌會配合收縮以避免發生尿失禁。

　　正常的膀胱在儲尿時維持低壓力和高容受性，當膀胱繼續膨脹達到
一定的程度時，會在大腦誘發強烈的尿意。如果外在環境許可的話（譬
如在洗手間裏），中樞神經會取消下行性的抑制衝動，讓脊髓的排尿反
射發揮作用，這時候尿道括約肌鬆弛張開成漏斗狀，再配合副交感神經
使逼尿肌強力收縮，此刻膀胱內壓高於尿道壓時便開始排尿。

此外，受意識控制的骨盤腔內隨意肌及外尿道括約肌，也可調整成收縮或放鬆的狀態，讓我們在必要時暫時憋尿，等待適當環境再排空膀胱。

學理上將控制儲尿和排尿機能的神經分成四組迴路。迴路LoopI：由大腦皮質至橋腦的排尿中心，可抑制膀胱的反射收縮。迴路LoopII：由橋腦至脊髓的薦骨排尿中心，負責逼尿肌收縮以排空膀胱裡的尿液，膀胱的感覺神經則向上繞過薦椎，經脊髓視丘束直達延腦。迴路LoopIII：由膀胱經脊髓的薦骨排尿中心，再傳至尿道外括約肌，負責膀胱收縮和尿道括約肌鬆弛的協調。迴路LoopIV：從大腦額葉傳至脊髓的薦骨以進行排尿（詳見下圖）。

下段尿路系統的神經控制：Bradley觀念

Loop I: Cerebral-Brain Stem Circuit
Loop II: Brain Stem-Sacral Loop
Loop III: Vesical-Sacral-Sphincter Loop
Loop IV: Cerebral-Sacral Loop

■ Loop I：由大腦皮質至橋腦。
　Loop II：橋腦至脊髓的薦骨。
　Loop III：膀胱經脊髓的薦骨。
　Loop IV：大腦額葉傳至脊髓的薦骨。

1-3 骨盆底與肛門的結構

食物經過消化系統將營養成分吸收後，其他無法吸收或剩餘的物質需經過排泄系統釋放到身體外面。直腸和肛門等器官連接於大腸之後，再經由骨盆底組織而通向體外，負責排泄的功能。便意是否能控制，除了肛門周邊的括約肌外，骨盆底肌肉的完整性也息息相關。

骨盆底

女性骨盆底主要是由肌肉、筋膜及骨骼所構成，類似一個碗面向下的碗盆，主要的肌肉群有尾骨肌、提肛肌及恥骨尾骨肌等，其中有尿道、陰道、直腸和肛門等器官穿過此層組織通向體外，骨盆底不僅要支持骨盆腔器官，最重要的作用是固定並且支撐膀胱尿道、子宮陰道與直腸肛門，否則會造成排尿或排便功能異常及骨盆臟器脫垂。

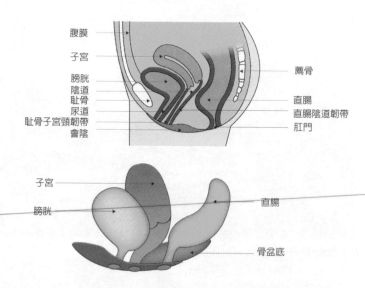

腹膜
子宮
膀胱
陰道
恥骨
尿道
恥骨子宮頸韌帶
會陰

薦骨
直腸
直腸陰道韌帶
肛門

子宮
膀胱

直腸

骨盆底

▌女性骨盆底主要是由肌肉、筋膜及骨骼所構成，支持骨盆腔器官，
有尿道、陰道、直腸和肛門等器官穿過此層組織通向體外。

在正常的情況下，陰道是位於骨盆底中央的管狀構造，呈現一個「厂」字形，近端與遠端約成130度的交角，其近端長軸的延伸指向第三及第四薦骨椎，靠著強韌的肌肉與筋膜分別支撐著上方的子宮、前方的膀胱尿道和後方的直腸。

通常骨盆底肌肉與筋膜會支撐近端的陰道閉合，並倚附在兩側骨盆底肌肉群中間所形成的膈膜上面，藉此防止陰道近端或子宮於腹壓上升時，出現下垂或膀胱、直腸脫垂的情況。

骨盆底有三種機轉，可將骨盆腔臟器固定於骨盆腔內，分別為：陰道出口處的窄縮、骨盆筋膜的懸吊支撐系統、瓣膜關閉效應。當腹壓上升時，陰道的上半段會平躺在由骨盆底兩側延伸至中間的骨盆底肌肉的膈膜上面，並關閉近端陰道，以防止子宮往生殖孔的方向突出。

在經過懷孕、生產、停經、慢性咳嗽、慢性便秘與長期提重等導致腹壓上升的情況，骨盆底組織可能受到損傷，神經肌肉病變造成骨盆底肌肉膈膜往下掉，生殖孔變大，骨盆腔器官因此有解剖構造上的脫垂及功能缺損的現象。

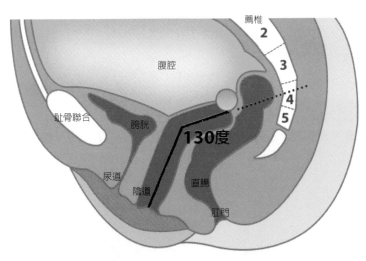

■ 在正常情況下，陰道呈現一個「厂」字形。

密西根大學的迪藍西教授（JOL DeLancey）將支撐陰道的內骨盆腔筋膜分成三個階層：最上層是支撐著陰道前端2~3公分處，筋膜來自一廣大的區域，包括大坐骨孔經由梨狀肌（piriformis）、薦椎外側及薦椎腰骨交界處。

　　這些筋膜主要呈垂直走向，但有些部分在到達陰道後，便成爲橫的方向直抵薦椎，並於陰道的外側分散開，包住前後陰道壁，而形成「子宮頸旁環」（pericervical ring）的構造。此外，因所在區域不同，各有特殊的名稱：如恥骨子宮頸韌帶（pubocervical fascia）、主韌帶（cardinal ligament）、直腸陰道韌帶（rectovaginal fasdcia）及子宮薦椎韌帶（uterosacral ligament）等。

內骨盆腔筋膜

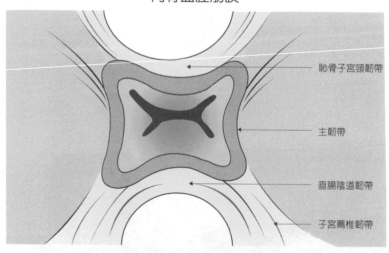

恥骨子宮頸韌帶

主韌帶

直腸陰道韌帶

子宮薦椎韌帶

■ 內骨盆筋膜於子宮頸處，形成一環狀構造，包括恥骨子宮韌帶、主韌帶、直腸陰道韌帶及子宮薦椎韌帶。

肛門

　　肛門組織包括：肛門黏膜（mucosa）、肛門黏膜下層（submucosa layer）、肛門內括約肌（internal anal sphincter）、縱走肌層（longitudinal layer of anal canal）、外括約肌（external anal sphincter）、恥骨直腸肌（puborectalis muscle）及提肛肌(levator ani muscle）等。

　　會陰神經爲一條混合神經，源自S2、S3、S4神經根，經過提肛肌筋脈形成的隧道（英文專有名詞稱爲Alcock's canal）後分成三條終末枝，分別爲：陰蒂背神經分支（the dorsal nerve of the clitoris）；會陰神經分支（the perineal branch）；下痔神經分支（the inferior hemorrhoid nerve）。其中第三條終末枝下痔神經分支，支配肛門外括約肌的運動及會陰部的感覺。而Alcock's canal據稱就是陰道生產時容易造成陰道神經受傷之處。

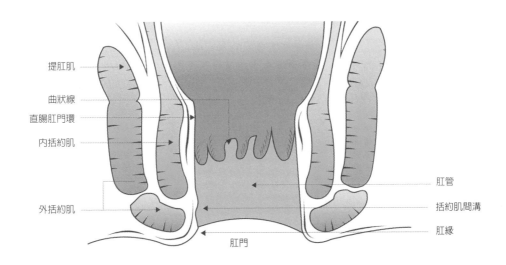

提肛肌
曲狀線
直腸肛門環
內括約肌
外括約肌
肛門
肛管
括約肌間溝
肛緣

■ 肛門包括肛門黏膜、肛門內括約肌、恥骨直腸肌及提肛肌等構造。

第2篇 就醫須知及檢查

2-1 看診流程

　　大部分的婦女會認為漏尿、頻尿、骨盆脫垂都是自己遲早會面臨的問題，反正不會要命，而且涉及隱私部位，所以通常不想或逃避就醫；但是當症狀漸漸惡化成嚴重程度時，也只好硬著頭皮看醫生。

　　然而看診前心裡一定很焦慮，腦海也會浮出一堆問題，到底要看婦產還是泌尿科？看診會不會碰到什麼恐怖的處置？醫師會不會叫我開刀？

何時該看醫師？

　　當妳的症狀嚴重影響到日常生活，造成生活上的不方便、不舒適時就應該就診。症狀的時間長短，並非決定是否看診的因素，時間的長短僅表示造成的因素可能不同：短時間頻尿、漏尿不舒適可能代表有急性的細菌性尿路感染的情形；若是超過三個月以上的持續頻尿、漏尿症狀，表示可能有骨盆腔組織器官的生理或病理上病變。總而言之，有不舒適的感覺就應該就診。

該看婦產科還是泌尿科？

　　至於就醫時要看哪一科？若是僅有漏尿、頻尿等情況，婦產科或是泌尿科皆可以選擇。但是，若是有骨盆脫垂、大便失禁等合併狀況，則建議看具有「婦女泌尿」專長的婦產科醫師。

看診前要做什麼準備？

　　就診前若能將本書所登載的問卷調查單先填妥，如**就醫前的問卷調查表**（附錄2、3）及**解尿日誌**（附錄4）等，可讓看診醫師儘早了解妳的困擾症狀為何？如能事先參閱本書或相關書籍了解相關醫療資訊，便能夠與醫師就相關病情與處置做適切的討論，而不會有霧煞煞的感覺！

醫師會問的問題

在看診時，婦女泌尿科醫師會先要知道的患者資料包括：懷孕次數、生產次數、生產方式、身高、體重、過去骨盆手術病史與一般內科病史；除此之外，婦女泌尿科醫師會詢問下泌尿道症狀的情況，如：漏尿的患者是在咳嗽還是在尿急的時候發生？發生的頻率？有沒有伴隨頻尿或夜尿的情況？

有時會請患者填寫問卷，評估這些下泌尿道症狀對自己生活品質的影響，完整的溝通有助於了解患者的疾病嚴重程度、生活需求以及適當的治療（請見附錄2、3）。

看診時會做哪些檢查？

門診時醫師問診是最基本的項目，通常依問診的狀況，醫師會判斷接下來要做哪些檢查項目，檢查包括：骨盆內診、解尿日記、尿液常規或細菌培養檢查、影像學檢查、膀胱鏡檢查與尿動力學檢查等。

由於婦女的下泌尿道症狀可能與生產、停經、骨盆脫垂或骨盆腫瘤有關，通常醫師會建議做骨盆內診以排除腫瘤的問題，且評估骨盆支撐的缺陷。

骨盆內診進行的程序一般如下：在跟診護士的協助下褪去下半身衣物，躺在內診台上，醫師在視診外陰部之後，會用窺陰器（俗稱鴨嘴的器械）放到陰道內觀察陰道與子宮頸，取出窺陰器之後，接下來醫師會用戴上手套的手指置於陰道內，而另一隻置於下腹部的手做觸診，以檢查子宮與子宮附屬器，必要時會請患者腹部用力或做憋尿動作，以評估骨盆各器官脫垂與骨盆底肌肉強度的情況。

此外，有些症狀如：頻尿、血尿、漏尿，也可能與下泌尿道感染、結石或腫瘤相關，所以必須接受尿液常規檢查。患者在自我採集尿液時最好使用「乾淨收集法」以避免檢驗的誤差；作法是：擦拭會陰部，解掉前段尿，然後收集中段尿液送檢。

以上是在門診時會安排的檢查，至於影像學檢查、膀胱鏡檢查與尿動力學檢查等，會在接下來的章節中，詳細加以介紹。

尿液檢查結果判讀歸類表

檢查項目	正常的反應	不正常的可能原因
酸鹼度（ph）	新鮮尿液正常時呈弱酸性，ph值應為5~8左右	若ph＞8即表示尿液呈鹼性，可能有尿路感染、發炎或腎功能不良等情形；若ph＜5即表示尿液呈酸性，可能正值飢餓狀態，或糖尿病併發之酮尿病。一般素食者，尿液易呈鹼性，常吃高蛋白食物者，尿液易呈酸性
尿蛋白（Urine protein）	正常尿中為陰性（—）或（+／—）。（正常人尿液中含有微量蛋白質〔小於150mg/天〕）	若呈陽性（+），則可能是： 1）生理性蛋白尿：激烈運動、過度疲勞、冷水浴過久及食入蛋白質含量高食物 2）姿勢性蛋白尿：有的人站立過久會產生尿蛋白 3）病理性蛋白尿：腎小球病變、腎病症候群、發高燒、妊娠毒血症
尿糖（Urine glucose）	正常尿中為陰性（—）或有微量糖分（+／—）出現	若尿糖為陽性（+）、（++），則應考慮是否為糖尿病、胰臟炎、肝病變、甲狀腺疾病等
比重（Specific gravity）	正常值為1.010至1.030	1）低比重尿：見於尿崩症、水分攝取過多、使用利尿劑或慢性腎炎 2）高比重尿：見於糖尿病、脫水、嘔吐、心臟衰竭
尿潛血（OB）	正常尿中為陰性（—）；假性陰性：攝取大量維生素C時	當尿中出現血尿、血色素、肌紅蛋白時，皆可經由潛血測試測出陽性反應（+）。最常見的疾病，如膀胱炎、腎臟及輸尿管結石等。假性陽性：生理期婦女經血污染尿液；應進一步審視尿液沈渣檢查的結果
膽紅素（Bilirubin）	正常尿中為陰性（—）	陽性（+）表現可能有膽管阻塞或肝臟疾病等

檢查項目	正常的反應	不正常的可能原因
尿膽素原（Urobilinogen）	尿膽素原是由膽紅素在腸道內受細菌作用還原而來，經腸道再吸收而回肝門脈循環，之後再排除於腸道或尿液之中	過高表示可能有溶血性黃疸、急性肝炎、肝硬化等疾病
酮體（Keton body）	正常尿中為陰性（－）	陽性（＋）為體內脂肪代謝不完全產物，經常見於糖尿病患者，但也見於飢餓、發燒、甲狀腺機能亢進或懷孕等
亞硝酸鹽（Nitrite）	正常尿中為陰性（－）	陽性（＋）反應，需進一步做尿液細菌培養，以了解為何種細菌感染
白血球酯化酶	正常尿中為陰性（－）	若尿中白血球增加呈陽性（＋）、（＋＋）…，表示泌尿道有發炎現象，應再配合尿蛋白及亞硝酸鹽做判斷。女性尿液檢體應避免被陰道分泌物污染而造成檢驗結果呈陽性

尿沉渣檢查鏡檢（Urine sediment）*	增加成分項目	可能的疾病
	紅血球	尿路結石、尿路腫瘤、腎炎、腎變病症候群、膠原病、尿路感染症、特異性腎出血
	白血球	腎盂腎炎、膀胱尿道炎等尿路感染
	圓柱細胞	絲球體腎炎、腎盂腎炎、腎病變症候群
	異型細胞	惡性腫瘤、白血病
	結晶成分	腎結石、急性肝炎、閉塞性黃疸、痛風

★尿沉渣檢查鏡檢主要用來進一步篩檢泌尿系統疾病，尤其一般尿液常規檢查異常者（如潛血、尿蛋白、白血蛋硝酸鹽反應陽性），更須再做本項檢查，一起判斷評估疾病可能發生的部位。

2-2 膀胱尿道鏡

在臨床上懷疑尿道、膀胱頸或膀胱有病變等情況下，醫師會安排膀胱尿道鏡檢查（如下圖）。婦女接受膀胱尿道鏡的檢查通常不需全身麻醉，因此在檢查前並不需要空腹禁食。

膀胱尿道鏡檢查通常會在門診或開刀房內進行，患者必須採截石姿勢（平躺，腳跨在腳架上），躺在內診手術台上，醫師在膀胱尿道鏡鏡頭或尿道口塗抹局部麻醉劑之後，便會打開灌水開關，一邊灌生理食鹽水，一邊把0.2到0.5公分直徑的膀胱尿道鏡由尿道口進入，依序觀察尿道、膀胱頸與膀胱內部構造。

在懷疑間質性膀胱炎的時候，會把水排掉，然後再灌第二次水，在結束膀胱尿道鏡檢查以後，有些病人會需要接受膀胱水灌注療法。

在接受檢查的時候，通常不會感到疼痛，術後會開二至三天左右的口服藥。檢查結束離開醫院後，有時會感到解尿疼痛，但應該只是暫時的情況，只要多喝水並按時吃藥便能緩解症狀。

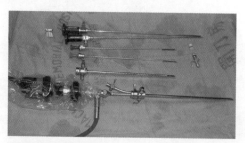

■ 膀胱尿道鏡器械

醫師叮嚀
在高度懷疑有間質性膀胱炎的時候，醫師可能會建議使用全身麻醉，因此需空腹禁食八小時。

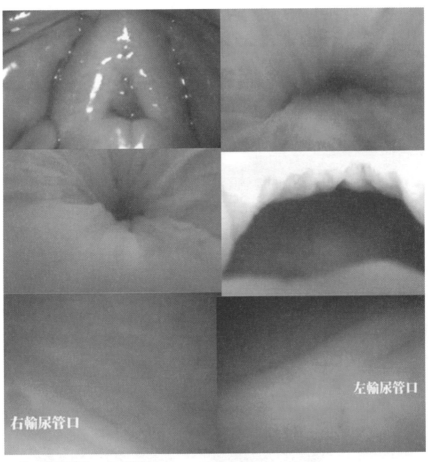

左輸尿管口

右輸尿管口

■ 尿道到膀胱三角之影像

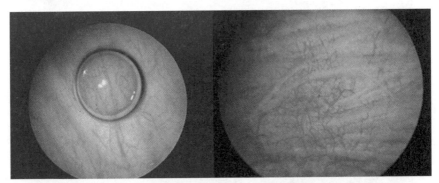

■ 正常膀胱壁之影像。左圖可見氣泡表示該處為膀胱頂部（因為空氣比水
輕，所以氣泡會漂浮到膀胱頂部）。右圖顯示膀胱黏膜下的逼尿肌肌束。

2-3 尿動力學

當醫生幫患者安排尿動力學檢查，以進一步釐清膀胱與尿道的功能時，患者往往會聽不懂而有「什麼是尿動力學檢查」的疑問。

檢查原理

尿動力學是利用纖細的導管置入尿道、膀胱、陰道或直腸內，測量膀胱、尿道及腹壓的壓力變化，以明瞭下段尿路系統的功能性檢查。因為單單由下泌尿道症狀並不能做正確的診斷，沒有正確的診斷就無法對症下藥，甚至會因此而造成副作用。

就「應力性尿失禁」這個症狀而言，以其作為預測是否患有「尿動力學診斷的應力性尿失禁」（urodynamic stress incontinence）（舊名稱為真實性應力性尿失禁）的診斷，其敏感性（sensitivity，亦即發現疾病的能力）雖可達100%，但特異性（specificity，亦即發現沒有疾病

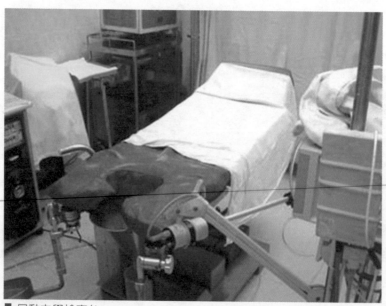

■ 尿動力學檢查台。

的能力)僅為65.2 %；若用「急尿或急迫性尿失禁」的症狀來預測是否有「逼尿肌過動」（detrusor overactivity）（舊名稱為逼尿肌不穩定）的診斷則更糟，其敏感性為77.9 %，而特異性僅有38.7 %。

　　因此為了能進一步評估患者膀胱尿道及其周邊骨盆腔組織在尿液儲存及解尿時的功能，尿動力學的檢查就有其必要性。

檢查步驟

　　在尿動力學檢查前，患者要先喝500cc的水，有些醫院會先加做1小時棉墊試驗。檢查技術員或醫師可能會先讓患者服用一顆能讓尿液顯色的藥片，然後請患者穿上事前秤重的衛生護墊，之後請患者自行走路與爬樓梯15分鐘，接下來會在檢查間重複下列動作：交替起立與坐下十次、用力咳嗽十次、原地跑步一分鐘、彎腰撿物（由站到蹲）五次、開水龍頭洗手1分鐘。

　　接著請患者取出護墊再秤重，棉墊增加的重量可以代表漏尿的嚴重程度：低於2公克視為正常範圍；介於2到5公克為輕微漏尿；介於5到10公克代表中度漏尿；介於10到50公克為重度漏尿；若高於50公克表示非常嚴重的漏尿。

　　全套的尿動力學檢查包括：自發性尿流速分析、灌水期膀胱壓力分析、解尿期膀胱壓力分析、尿道壓力分析。

自發性尿流速分析

　　接受檢查之前必須確定無泌尿系統感染，患者要事先喝500cc的水，待有尿液感的時候，便開始接受自發性尿流速分析，此時患者只要坐在配備有尿流速測量儀的坐墊上解尿即可，解完小便後檢查技術員或醫師會用導尿管測量膀胱的殘餘尿量。

　　接下來的檢查都必須於膀胱與直腸內放壓力感應細導管，同時用電腦儀器記錄膀胱與尿道的壓力變化，會有點不舒服，但應該都可以忍受，總共大約需要1~1.5小時。

灌水期膀胱壓力分析

進行灌水期膀胱壓力分析的時候，患者會被安排躺坐在檢查台上，檢查者仔細消毒患者外陰部後，會將兩細導管插入膀胱中：一為灌水細導管，另一為膀胱壓力細導管；有一組導管會置放到陰道或直腸內以測量腹壓。

然後從尿道把生理鹽水或二氧化碳灌注到膀胱內，大多是以每分鐘80cc灌注，灌注的過程中會請患者感覺何時開始有尿意感（最初尿意感first desire to void）及何時必須馬上解尿（最大膀胱容積maximal bladder capacity）；在這期間也會做一些如：咳嗽（咳一次、咳六次）、聽流水聲等嘗試誘發漏尿的動作，看看是否會誘發膀胱的不自主收縮。

當達到最大的膀胱容積時，便會停止膀胱灌注並取出灌注導管，請病人慢慢步下檢查台，這時候尿道與直腸都還會有膀胱壓力感應細導管及腹部壓力感應細導管，請病人雙腳與肩同寬自然張開站在鋪單上，用力咳嗽或做跳躍動作，看看是否會誘發漏尿。

若是誘發漏尿且判讀得知為單純的應力性尿失禁者，會加做兩次的憋氣尿液漏點試驗（Valsalva leak-point pressure）：深吸氣後，緊閉喉門漸漸增加腹壓，如便秘解不出時般的用力，來測量漏尿時膀胱內的壓力。

解尿期膀胱壓力分析

請病人再度坐上檢查台，進行解尿期膀胱壓力分析，把尿解掉排空膀胱，解完小便後測量殘餘尿量，然後取出所有導管。

接下來將微小壓力測量導管（microtransducer）置放入尿道及膀胱，另一端連在牽引機器上，以每秒鐘1毫米的速率牽引微小壓力，測量導管完成靜態尿道壓力分析。

尿道壓力分析

　　最後是動態尿道壓力分析，重新裝回微小壓力測量導管，同樣以每秒鐘1毫米的速率下牽引微小壓力測量導管，在牽引的過程中會請患者做連續咳嗽動作，以測量壓力下尿道壓力圖（stress urethral pressure profile）及壓力傳導速率（pressure transmission ratio），這樣就完成全部的尿動力檢查。

醫師叮嚀

在進行棉墊試驗的過程中，請不要刻意憋尿也不要故意解尿，若是感覺有漏尿就讓它發生，這樣檢查結果才會正確。

2-4 錄影式尿動力學

　　所謂錄影式尿動力學（video urodynamics、videocystourethrography，VCUG）就是在做尿動力學功能性的檢查時，再同時做X光的即時膀胱尿道透視攝影，針對患者排尿障礙及尿失禁的原因，可做更準確的診斷。

　　錄影式尿動力學檢查的應用範圍很廣，最主要是用來檢查各類型的神經性或非神經性排尿障礙，此項檢查是排尿障礙患者的標準作業（gold standard）。在患者解尿時使用錄影式尿動力學，可以明確瞭解解尿的生理病理機轉）。

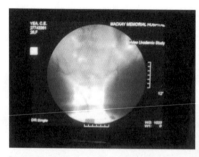
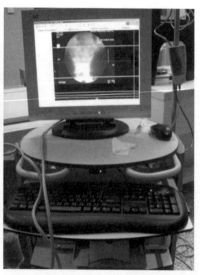

▌錄影式尿動力學包括：X光的形態學檢查及尿動力學的功能性檢查。左圖螢幕顯示X光正在透視骨盆腔、膀胱及尿道器官；配合尿動力學機器可以同時了解下泌尿道系統的構造與功能關係。

檢查原理

　　先將患者安置在X光機之前，裝載尿動力學管路，並以顯影劑灌注膀胱，利用X光機來觀察患者禁尿及排尿時，顯影劑在下段尿路（包含膀胱、尿道）所呈現的影像，同時可顯示膀胱壓、尿道壓、腹內壓及尿流速的變化。

檢查步驟

　　患者先採臥姿，並於肛門口附近置放括約肌肌電圖電極貼片，經由肛門放置導管以測量腹壓。尿道口充分消毒後，以無菌操作放入兩條導管，固定於大腿內側，一條接上尿動力學機器測量膀胱內壓力，另一條接上灌注管。連接膀胱內壓的導管在排除管內空氣並確定各頻道記錄歸零後，便開始進行檢查。

　　進行錄影尿路動力學檢查時採用坐姿。膀胱開始灌注含顯影劑之生理鹽水時，同時記錄病人的膀胱壓、腹壓、括約肌肌電圖、逼尿肌壓，並以螢光顯影隨時檢查病人的膀胱外觀，以及是否有輸尿管尿液逆流或尿液外漏的現象。

　　當受試者感到膀胱非常脹、尿急時，停止灌注並拔除灌注的導管，僅留下膀胱內壓記錄的導管，並在螢光幕觀察下讓病人排尿。排尿時記錄逼尿肌收縮力，並注意括約肌肌電圖同步放鬆之情形。在排尿壓上升至尿道張開時，可見到顯影劑由膀胱內流至尿道而排出體外。

2-5 解尿日誌

　　三十六歲的王太太來到婦女泌尿科門診，主訴有「頻尿」與「夜尿」的情況，因為聽說這些都是不正常的情況，心裡很緊張，所以馬上來看醫生。其實頻尿、尿急、夜尿等下泌尿道症狀是有正式的醫學定義，而且臨床上也有不同的意義，還真的必須好好診斷一番。

　　例如：最近幾天才發生的頻尿與夜尿，常常是下泌尿道感染的關係，在做尿液常規檢查確定之後，吃抗生素就可以治療；有一些婦女則是因為喝得多，所以才解得多，而且解尿量也很正常；有些人則是因為一些內科疾病（如：糖尿病、心臟病）會有夜間多尿的情況。

解尿日誌診療記錄

　　要區分這些狀況，記載解尿日誌是一個很有用的方法。解尿日誌至少要記載二到七天，包括：解尿的量、解尿的時間、解尿的方式（如：一次解完或分段解完）、解尿的狀況（如：尿流速差、滴滴答答狀流出或有疼痛燒灼感等）、喝水的量與時間、用餐時間、喝湯，甚至服藥的紀錄，凡是吃的、喝的、排泄的種種都要記錄，這樣對臨床的診斷、治療與預後才有依據。（請見「附錄四：國泰醫院與馬偕醫院的解尿日誌記錄單張」）

醫師叮嚀

解尿日誌聽起來好像有點麻煩，但是只要好好的記錄就可以達到正確的診斷與對症下藥的效果，經濟效益其實很是高的。

以下是臨床上將患者一星期解尿日誌轉登錄於微軟計算表（EXCEL）的情形：

一星期解尿日記統計表

第一天		第二天		第三天		第四天		第五天		第六天		第七天	
日	夜	日	夜	日	夜	日	夜	日	夜	日	夜	日	夜
150	610	180	390	260	420	190	550	300	200	310	340	210	320
220	140	250	60	280		170		290		190		170	
80		300		280		330		190		140		120	
220		250		280		290		200		230		260	
250		300		190		140		50		120		280	
250		350		250		200		120		120		290	
130		350		250		300		240		280		150	
120		200		290		240		330		120		290	
270		350		140		120		130		70		150	
220		170		190		50		230				80	
		180		140		140		220				60	
		140		110		90		90				200	
						110						240	
												130	
												100	
												80	
1910	750	3020	450	2690	420	2370	550	2440	200	1610	340	2810	320

每日飲水量

第一天		第二天		第三天		第四天		第五天		第六天		第七天	
日	夜	日	夜	日	夜	日	夜	日	夜	日	夜	日	夜
400		400		400		400		400		300		300	
250		500		480		300		500		500		300	
160		200		300		250		400		300		500	
300		100		170		500		180		100		200	
200		200		250		120		500		300		250	
300		300		300		300		300		300		250	
100		300		300		200		300		300		300	
480		300		300		200		300		300		300	
		300		300		300				320		250	
		300				500						260	
2190		2900	0	2880	0	3070	0	2880	0	2720	0	2910	0

下表是總結情形

第一天		第二天		第三天		第四天		第五天		第六天		第七天	
MAX	610	MAX	390	MAX	420	MAX	550	MAX	330	MAX	340	MAX	320
MIN	80	MIN	60	MIN	110	MIN	50	MIN	50	MIN	70	MIN	60
日間次數	10	日間次數	12	日間次數	12	日間次數	13	日間次數	12	日間次數	9	日間次數	16
夜間次數	2	夜間次數	2	夜間次數	1	夜間次數	1	夜間次數	1	夜間次數	1	夜間次數	1
平均尿量	221.67	平均尿量	247.857	平均尿量	239.23	平均尿量	208.57	平均尿量	203.08	平均尿量	195.00	平均尿量	184.12
每日飲水	2190	每日飲水	2900	每日飲水	2880	每日飲水	3070	每日飲水	2880	每日飲水	2720	每日飲水	2910
每日限量	2660	每日限量	3470	每日限量	3110	每日限量	2920	每日限量	2640	每日限量	1950	每日限量	3130

平均白天解尿次數	12	A.V.V.= 平均每日飲水量	1396.43	Chart
平均晚上解尿次數	1	F.B.C.= 平均每日尿量	2840.00	No.2141762.00

結論：此患者有白天頻尿的情形（平均十二次，超過七次），無夜尿的現象，頻尿非因飲水過度造成（每天平均喝水量1400cc左右）。

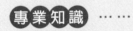

解尿日誌的應用

A.診斷用

　　解尿日誌不僅記錄解尿的量、解尿的時間、解尿的方式（如一次解完或分段解完等），解尿時症狀（尿流速差、滴滴答答狀流出或有疼痛燒灼感等），也記錄喝的水量與時間、用餐時間、喝湯，甚至服藥的記錄，凡是吃的喝的，排泄的種種都要記錄，這樣對臨床的診斷、治療與預防才有依據。

　　通常建議記錄一週的情形，最少也要兩天。

B.治療追蹤用

　　若是作為藥物或生理治療的參考用，可以不用記錄喝水量及解小便量，僅需記錄何時解小便及是否發生急迫性、尿失禁。

　　通常建議記錄一週的情形，最少也要兩天。

2-6 電器生理檢查

膀胱逼尿肌、尿道括約肌及骨盆腔肌肉的功能都受中樞神經及周邊神經的支配。電器生理檢查的主要目的,是為了評估骨盆腔各部位的神經、肌肉運作是否正常,包括感覺功能及運動功能。

檢查的範圍

舉凡自律神經及體神經系統的控制情況;肛門、尿道括約肌及骨盆肌肉的肌肉電器生理活動情形;骨盆神經、會陰神經等周邊神經傳導能力;中樞神經受周邊感覺刺激而產生誘發性神經活動的狀況。

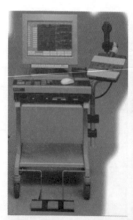
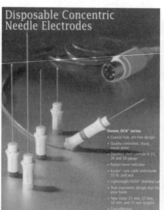
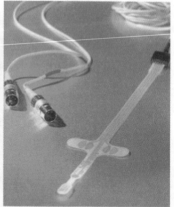
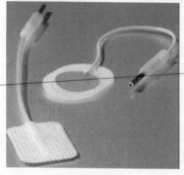

■ 神經生理檢查。神經生理檢查儀(左上圖)及各種表面電極、針電極及St. Mark會陰神經電極(St. Mark pudendal electrode)。

檢查時需使用特殊的神經生理機器及神經生理電極。如有神經障礙，肌電圖可能呈現失神經（denervation）現象，神經傳導速度會減慢或產生纖維顫動電位（fibrillation potential）。

　　適應症：周邊或中樞的神經疾病造成的尿路系統異常。

2-7 超音波檢查

　　影像的檢查對婦女骨盆腔及下段尿路系統的疾病，有很重要的作用。先前皆使用X光的方式，然而患者有暴露在X光放射的危險。現今，陰道超音波具有非侵入性、可多次重複掃瞄的優點，無論是在診斷產科或婦科的疾病上，已是大多數婦產科醫師所必備及常用的工具。

　　近年來高解像度超音波探頭及3D立體超音波技術的使用，使得骨盆腔的構造，尤其是下段泌尿道不僅獲得更清晰的影像，也擷取到2D超音波所無法照到的影像（橫切面），如此更有助於婦女下段尿路系統及骨盆腔，在解剖構造、生理功能、病理機轉及介入性治療等的了解。

檢查步驟

　　患者以平躺、雙腳彎起、膝蓋略朝外的姿勢受檢，使用陰道超音波探頭先進入陰道內，掃瞄婦科部分（子宮及兩側卵巢），接著慢慢回抽觀察膀胱、膀胱三角、遠端輸尿管、輸尿管在膀胱的開口及尿道。

　　再來將陰道超音波探頭回抽到陰道口(introitus)，測量靜態及動態（做憋氣動作及縮肛動作）膀胱頸的位置、膀胱頸是否有開口成漏斗化（bladder neck funneling）、膀胱基部的型態學變化（膀胱下垂）、尿動的移動向量。

　　最後超音波探頭置放於會陰處，超音波探頭向下旋轉60至80度，觀察肛門括約肌及恥骨直腸肌的情況，如靜態型態上的變化和動態收縮的情形。

下段尿路系統正常解剖構造

　　尿道為一具低回音的管狀構造，其近端三分之二處外圍高回音的括約肌。膀胱即使在少量尿液下，亦可見為一雙層的組織構造，正常時兩者厚度總和在3~6mm左右。

　　超音波掃瞄若稍偏離中央矢狀切面，而於距尿道內口上方1~2cm處

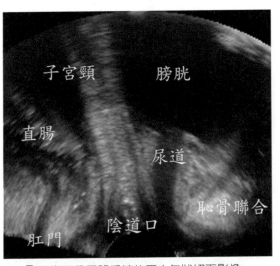

子宮頸　　　膀胱

直腸

尿道

恥骨聯合

陰道口

肛門

█ 正常下段尿路系統的正中矢狀切面影像。

的位置上，可見到兩小突起，即為輸尿管乳頭出口的位置，常可見尿液噴出的現象，此種情形在彩色杜卜勒超音波掃瞄下會更為清楚。

在正中矢狀切面下，將探頭往腹部方向移動，可見膀胱倚靠在恥骨聯合。恥骨聯合在超音波掃瞄下，為一橢圓具高度回音的構造，恥骨聯合可作為陰道超音波在診斷婦女尿失禁時，膀胱頸動態變化的基準點。

妳一定要知道

不正常的下段尿路構造

在女性不明血尿的情況下，尤其是停經後的婦女，超音波對膀胱的掃瞄可能會有驚人的發現——膀胱癌。這是一位六十八歲的停經後婦女，因頻尿、血尿、尿燒灼感，接受過抗生素治療無效到院就診，超音波掃瞄竟發現膀胱腫瘤，膀胱尿道鏡及切片檢查證實為膀胱癌。

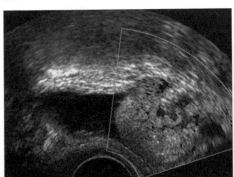
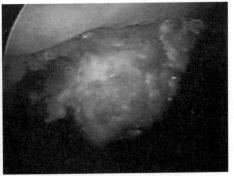

█ 左圖超音波圖顯示膀胱內有一富含血流之腫瘤；右圖膀胱鏡顯示為一膀胱腫瘤，由光滑表面的膀胱黏膜突出到膀胱內。

尿失禁的定性、定量測量

目前，婦女泌尿的相關性報告大多使用經會陰或陰道口超音波的方式來測量下段尿路系統。

尿失禁的患者常可見陰道前段的支撐缺陷，包括：尿道脫垂、膀胱頸之過度移動和膀胱頸部閉鎖不全（又稱為膀胱頸漏斗化）（見右圖）：但是膀胱頸發生漏斗化的情況，亦可在逼尿肌不穩定的患者身上見到。

約三分之一原發性尿失禁患者可發現膀胱頸漏斗化，這個跡象表示合併有膀胱頸高移動性及內在性因子的缺陷。

尿道脫垂在超音波圖上表現為：尿道及膀胱頸朝陰道口與超音波探頭方向做向後及向下旋轉性位移，或延著尿道長軸的垂直性下移。

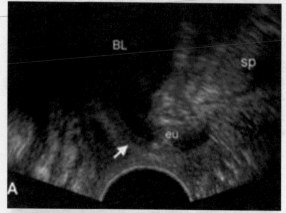

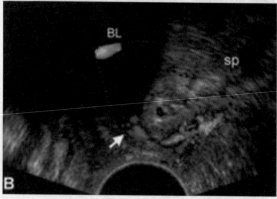

■ 膀胱頸漏斗化及尿液流動的情形。上圖為一般灰階超音波影像顯示尿道向下移動產生膀胱頸漏斗化（白色箭頭處）；下圖為利用彩色都卜勒可以觀察尿液的流向，在彩色都卜勒超音波下尿液的流動可明顯顯示出來（白色箭頭處的彩色流動）。

現今陰道口超音波或經會陰超音波有漸漸取代鍊子膀胱尿道攝影術，作為婦女尿失禁手術前後之評估。但無論是使用傳統的鍊子膀胱尿道攝影或使用超音波，皆不能作為診斷尿失禁的主要工具，而應當成評估該選擇使用何種手術方式，以及作為術前及術後膀胱尿道的比較。

傳統的鍊子膀胱尿道攝影術是取恥骨下緣及第五薦椎下端之連線，作為膀胱頸定量測定的指標。但是採用超音波時，膀胱頸之相對位置該如何做定量性的評估？在先前腹部或會陰超音波的報告是使用尿管球來明確分辨膀胱頸，觀看其移動的距離作為定量的指標。

由於超音波探頭的高解像力，測量膀胱頸的動、靜態表現已不需使用尿管來做指標。德國超音波學會將定量分析的方式分為三類，是以恥骨聯合作為測量的基準點：我們的研究團隊較常用的為極面座標（polar coordinate）的方式，以做定量性測量（p，γ）膀胱頸的位置，膀胱頸的位置可以用其與恥骨聯合中心線的角度及下緣的距離來做表示（見下圖）。

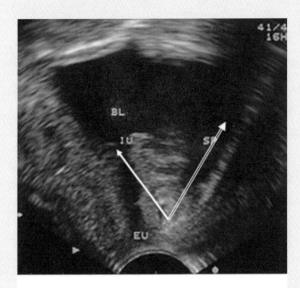

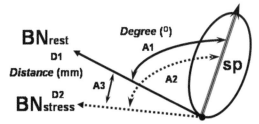

■ 膀胱頸的定量測量。以極面座標（polar coordinate）的方式測量膀胱頸位置（p，γ），膀胱頸的位置可以用其與恥骨聯合中心線的角度及其與恥骨聯合下緣的距離來做表示。我們研究團隊使用此方法並發表於醫學文獻。BNrest表示靜止狀態下膀胱頸的位置（由膀胱頸到恥骨下緣的距離（D1））及其連線與恥骨聯合（SP）的正中線所形成的角度（A1）來表示；BNstress表示腹部用力狀態下膀胱頸的位置（由膀胱頸到恥骨下緣的距離（D2））及其連線與恥骨聯合（SP）的正中線所形成的角度（A2）來表示；A3表示腹部用力及靜止狀態下的角度差，有時又稱為尿道移動角度。

第3篇 15種泌尿系統疾病

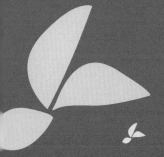

3-1 骨盆鬆弛

造成骨盆鬆弛的致病因子包括：陰道生產、缺乏女性荷爾蒙、神經病變、肥胖、過度使用腹壓（如：慢性咳嗽、便秘或長期從事粗重工作）、結締組織疾病、先前骨盆手術及高齡。陰道生產是最常見的原因，生產時胎兒對骨盆肌肉、神經的直接損傷或神經牽扯所造成的間接傷害，都可導致骨盆肌肉及筋膜的鬆弛，使得骨盆腔肌肉產生漏斗化及生殖孔擴大。

通常骨盆鬆弛的初期，筋膜尚能支撐骨盆器官，後屈的子宮為鬆弛的第一個徵兆，但時間一久，筋膜也會疲乏，終究演變成骨盆器官脫垂。不少婦女在停經後，由於荷爾蒙的缺乏導致骨盆會陰部肌肉與生殖泌尿道的萎縮鬆弛，使得骨盆器官無法得到足夠的支撐，以至於當腹內壓力增加時，如咳嗽、打噴嚏和跳躍等舉動，也會引起骨盆腔臟器脫垂。

而子宮、膀胱脫垂是骨盆鬆弛的症狀之一，婦女的骨盆鬆弛和尿路障礙常會同時存在，症狀包括：膀胱脫出、尿道下垂、小腸脫垂、子宮脫垂、直腸脫垂、會陰部裂開、子宮切除後陰道斷端（陰道頂）脫出。不論骨盆鬆弛、尿路或解便障礙，都屬於骨盆底機能障礙。

症狀說明

⊙子宮脫垂

一般子宮脫垂的情況，常伴隨下腹部疼痛、腰痠和牽扯感等不適。有時會被誤認為慢性骨盆腔炎，雖經藥物治療但僅能短暫改善，一旦久站、提重物下，更會加重疼痛的程度。

此外，性行為時，會發生「深入性交疼痛」的情形（即性器官深入陰道時會非常不適），但卻沒有子宮內膜異位症或骨盆腔沾黏的情況；有時還因為壓迫到膀胱，進而造成解尿困難、頻尿等狀況。

因子宮脫垂引起的不適有一個很重要的特徵：即是使用藥物仍無法有效抑制症狀；換句話說，腹痛的症狀無法被藥物有效抑制時，一定要把子宮脫垂列入鑑別診斷的項目當中。

通常骨盆陰道指診時可觀察到：子宮頸在被移動時極為鬆弛（universal joint）、被移動時誘發的疼痛與平時的感受相同，以及子宮通常處在後屈（retroverted）的位置。

⊙膀胱脫垂

常見的膀胱脫垂是膀胱向陰道內脫出，形成如同「疝氣」般的現象。患者常會覺得陰道口或其內部有東西突出或有下墜牽扯的感覺，尤其在腹部用力時更為明顯。除此之外，常合併有膀胱症狀，如：頻尿、尿失禁、解尿困難、解尿不完全等。

⊙直腸脫垂

就是直腸下段往陰道內凸出形成「疝氣」的現象，可分高位及近肛門口兩種型式。高位的直腸膨出較難被檢查出來，患者常有骨盆底重重或壓迫的感覺、大便解不乾淨感，以及腹部用力時會有東西自陰道跑出來的症狀。

還有一種是小腸膨出，原因是腹腔內子宮及直腸凹陷，擠壓陰道上後壁，於是凸出形成「疝氣」現象，此種凸出物裡通常包含有小腸。

另外，骨盆腔器官脫垂與「婦女應力性尿失禁」是骨盆腔肌肉肌鬆弛、退化的綜合臨床表徵，可同時發生，亦可先後發生。中等程度的骨盆腔器官脫垂，約有60~80％合併有應力性尿失禁；而嚴重型僅20~40％有臨床的尿失禁症狀。

嚴重骨盆腔器官脫垂合併應力性尿失禁的患者中，大約1/3會有第三型應力性尿失禁的成分──「內在性因子缺陷」，若為這種情況，通常治療效果會比較不理想。

而解尿困難也是骨盆底機能障礙的表現之一，嚴重骨盆腔器官脫垂所產生的解尿困難，原因之一可能是，脫垂時造成尿道的凹折；原因之二為，患者本身已有嚴重的膀胱脫垂，再加上膀胱尿道口受到子宮、小腸及直腸等脫垂壓迫，兩者相互抵銷了膀胱解尿的壓力，因此導致解尿困難。

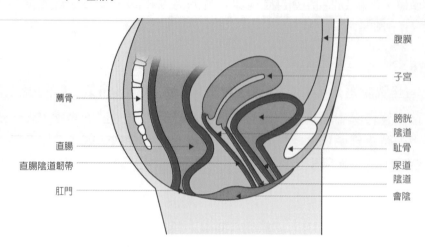

腹膜

子宮

薦骨

膀胱
陰道
恥骨

直腸

尿道
陰道
會陰

直腸陰道韌帶

肛門

（二）異常時

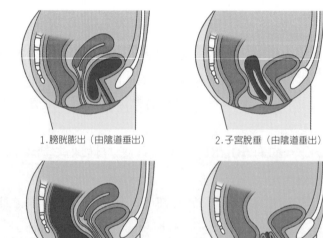

1.膀胱膨出（由陰道垂出）　　　2.子宮脫垂（由陰道垂出）

3.直腸膨出（由陰道凸出）　　　4.陰道脫垂（子宮切除後的陰
　　　　　　　　　　　　　　　　道殘（頂）端由陰道掉下來）

▌ 骨盆腔內的器官，如子宮、膀胱、直腸都是由骨盆肌肉及筋脈維持在骨盆
　腔一定的位置內（如上圖）。若是因為生產、老化造成肌肉、韌帶組織的
　損傷，會造成膀胱、子宮、直腸或是子宮切除後陰道頂的膨出或脫垂（如
　上圖為不同種類的脫垂）。

病例一　子宮下垂

　　七十二歲的陳奶奶因爲解尿困難、咳嗽漏尿與陰道逐漸突出的肉塊，在女兒與媳婦們的陪同下，來到婦女泌尿科門診就診。

　　其實陳奶奶早在四十多年前生下最小的兒子之後便有這樣的情況；由於她心裏認爲這種情形應該是生完小孩與年紀大的必然現象，再加上實在不喜歡到婦產科看病，所以就不予理會。

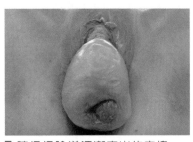

■ 陳奶奶陰道逐漸突出的肉塊，在臨床上爲第三級子宮下垂。

　　不過最近因爲陰道突出的程度越來越嚴重，不僅已經造成下腹部的疼痛，肉塊與會陰及大腿相互摩擦下，甚至引起破皮流血的情況，因而即使在晚輩很擔憂手術風險急欲勸阻的情況之下，陳奶奶也堅持要求手術治療。

病例二　子宮下垂

　　孫太太的先生是常駐大陸的台商，沒有先生的幫助，孫太太常需處理家裡大小事情，甚至粗重的工作，最近她常感等下腹痛及腰痠，這種不舒服感，在長時間站立、步行或提重物之後更加嚴重；此外，每當先生回台同房時，也會有類似的疼痛發生。

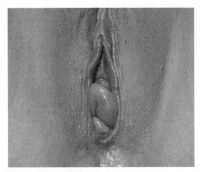

■ 第二級子宮下垂。

　　她曾求助許多醫師，醫師在內診後都告訴她是骨盆腔發炎。初期服藥時情況有改善，但停藥後又反覆發生，日後再服用的藥物似乎效果都很短暫，甚至未能改善，讓孫太太懷疑，是不是先生在大陸拈花惹草而種下的惡果。

　　直到前往婦女泌尿科門診就診，才發現原來罪魁禍首是「子宮下垂」。

臨床診斷

骨盆底機能障礙的評估必須包括詳細的問診與身體檢查。問診的內容為：懷孕與內外科病史，以及每一個症狀的嚴重程度與發生條件；身體檢查主要是婦科的內診，除了檢查有沒有婦科的相關問題（如子宮肌瘤）之外，最重要的是要評估骨盆底鬆弛的情況。

內診的程序通常是讓患者平躺於檢查台，兩腳置於腳架上，露出外陰部，請患者腹部用力，以確定膀胱膨出、直腸膨出、子宮脫垂、小腸脫垂與陰道深部外翻或脫垂的程度。

患有三至四級膀胱或子宮脫垂者，需將其脫垂物推回陰道裡，另一方面用圓孔鑷子、單葉壓嘴或長鑷子拖住，再請患者腹部用力，以便發現是否患有潛在性應力性尿失禁；嚴重的直腸膨出，也須向下壓，讓腹部用力，檢查是否患有潛在性應力性尿失禁。

在臨床上發現，骨盆底不同部位的缺陷其實都很相似，所以必須在內診時仔細辨別；輕微或中等程度的脫垂，臨床上必須藉由詳細的內診，以發現是否有類似子宮脫垂症狀外的其他疾病，如骨盆腔炎、腫瘤、不同部位的脫垂或合併有其他骨盆腔異常症狀。

通常醫師進行骨盆陰道指診時，會發現患者的子宮頸被移動時極為鬆弛（universal joint），而被移動時與平日的疼痛感是一樣的，且子宮通常處在後屈（retroverted）的位置。

若有膀胱脫垂必須區分是哪一種型態的缺損，最常見的是側壁缺損，原因為支撐膀胱的陰道側壁，其附著在骨盆側壁的筋膜鞘膜發生缺損；第二種是中央缺損。簡單的診斷方式是：把陰道側壁同時往腹面向上推，在往腹面向上推之後，膀胱脫垂消失了就是側壁缺損。

小腸膨出在診斷上較為困難，臨床上需要請患者站立，一隻腳放在腳凳上來做內診，醫師把一隻手指放入陰道內，另一隻手指在直腸內做觸診，或利用陰道口超音波來檢查。

治療方法

⊙ 骨盆底整型重建手術：

有效的骨盆底重建必須仰賴良好的術前評估。舉例來說，有尿失禁的情形也可能高達90%合併有直腸脫垂，若僅矯正尿失禁而沒做全盤解剖考量，可能在手術後造成其他部位下垂得更加嚴重，因此必須做整體的重建。

另外，若術前診斷為膀胱中央缺損，則可利用前陰道壁修補或腹式陰道壁楔狀切開等手術，才可有效矯正此類型的膀胱脫垂。

即使在術前有解尿困難的情況（一天至少有兩次以上解完尿後仍有殘餘尿量>100cc以上），仍可在矯正骨盆腔脫垂的情況下，加做防止尿失禁的手術，等手術完成後，大部分的患者皆可自行恢復解尿功能。

⊙ 物理治療法：

對於沒有症狀、症狀輕微、想再生育或不適合手術治療的患者，則可採用保守治療。常見治療為骨盆底肌肉運動（凱格爾運動，Kegel exercise），此種訓練方式需肌肉強度在第三級或第三級以上，透過收縮憋緊骨盤底肌肉，然後再把它放鬆到底，來加強骨盤底肌肉張力，很適合日常生活中隨時練習。

若是患者肌肉強度足夠，但不知如何用力的時候，可以利用「生理迴饋」的方法，先在骨盤底肌肉上貼上電擊片或置入壓力計於陰道或直腸內，用以測量骨盆底肌肉的功能，經由電腦的整合訊息而輸出聲光效果，讓患者了解骨盆腔及周邊肌肉組織的活動情形。

對於肌肉強度小於第三級以下者，「功能性電刺激」會比較有效，在陰道內置入「陰道探頭型電極」，給予低電荷的電刺激，以強化骨盤會陰部肌肉的張力，這個過程即為骨盆重建物理治療法。

骨盆底機能障礙是可以治療的疾病，有這方面困擾的婦女朋友千萬不要不好意思求醫，應該好好的與醫師討論，找出自己能夠接受並符合自己期望的治療方式。

妳一定要知道

這不是膀胱脫垂而是有個很大、凸出的尿道下肌瘤，臨床上看起來很像膀胱脫垂，但是處理的方式卻大不相同。

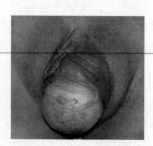

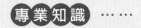

專業知識 ……

傳統的生殖泌尿道脫垂分級

　　骨盆脫垂在臨床上可分為四種等級。第一級，腹部用力時，骨盆器官（可以是膀胱、子宮、陰道斷端、直腸等部位）下垂，使得骨盆器官位於坐骨脊及處女膜之間；第二級，腹部用力時，骨盆器官位置達處女膜處；第三級，腹部用力時，骨盆器官已超出處女膜位置，但部分子宮體仍位於陰道內；第四級，腹部用力時，整個骨盆器官脫離陰道外。

　　1996年間，為了對陰道前壁、陰道頂、陰道後壁等三部分的脫垂程度分別做定量化的描述，讓專業人員之間的溝通更具體，因而產生了「骨盆脫垂定量分級系統」（Pelvic Organ Prolapse Quantification System，簡寫為POP-Q system）。

　　這個分級系統針對陰道前壁、陰道頂、陰道後壁等三部分，制訂了特定部位點來代表傳統的膀胱脫垂（cystocele）、子宮脫垂（uterine prolapse）、直腸脫垂（rectocele）等名詞。

　　分別是Aa（前陰道壁距離處女膜3公分處）、Ba（前陰道壁最脫垂的部位）、C（子宮頸最前端或子宮切除後的陰道頂）、gh（尿道口中央到處女膜後緣的長度）、pb（處女膜後緣到肛門口中央的距離）、tvl（當子宮頸被推回去時的陰道最長長度）、Ap（後陰道壁距離處女膜3公分處）、Bp（後陰道壁最脫垂的部位）、D（子宮頸後穹窿）點。

　　把處女膜定為「0」，以各部位點相對於處女膜的距離來表示脫垂的程度，越「負」的數值表示脫垂越輕微，而越「正」的數值表示脫垂越嚴重。

　　若Aa、Ba、Ap、Bp為「-3」，且C或D ≦ - (tvl-2)時，位於0級，表示沒有脫垂。

　　若最脫垂的部位 ≦-1，表示此部位尚未超過處女膜，仍在處女膜上方1cm以上的部位，此時為1級脫垂。

　　若最脫垂的部位介於1與-1之間，或等於1或-1，表示此部位在處女膜之上或之下不到1cm 處，這樣屬於2級脫垂；若最脫垂的部位>1且< (tvl-2)，表示此部位已經超過處女膜下方1cm，但整個陰道至少有2 cm 尚未脫出，為3級脫垂。

　　最脫垂的部位 ≧(tvl-2)，可算是陰道整個脫出，便是第4級脫垂。

3-2 應力性尿失禁

所謂應力性尿失禁，醫學上的定義為：膀胱逼尿肌在穩定的情況下，由於腹壓上升（如：咳嗽、打噴嚏、大笑等狀況）導致漏尿的情況。應力性尿失禁到底是如何產生的呢？主要是因為肌肉韌帶組織的老化、萎縮或生產所帶來的神經、肌肉、韌帶損傷，造成尿道的閉鎖力不足與支持尿道和膀胱頸的肌肉、韌帶鬆弛所致。

支撐骨盆器官的構造包括骨骼架構、骨盆底肌肉和內骨盆腔筋膜。骨盆底肌肉由提肛肌和尾骨肌所組成；內骨盆腔筋膜包括：恥骨尿道韌帶、尿道骨盆韌帶、膀胱骨盆韌帶和主韌帶等，其中尿道骨盆韌帶是膀胱頸和近端尿道的主要支撐。

當腹壓突然增加，如咳嗽時，在正常情況下，提肛肌和尿道外括約肌會有反射性收縮，藉此增加膀胱頸和近端尿道的收縮和支撐，這種支撐膀胱頸和近端尿道的作用有如吊床，可承受壓力傳導，並形成膀胱頸和近端尿道的壓力瓣膜效果，防止發生尿失禁的情況。

〔正常骨盆腔〕

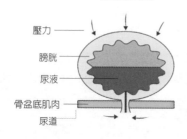

壓力
膀胱
尿液
骨盆底肌肉
尿道

■ 為正常情況之下，提肛肌和尿道外括約肌在腹腔壓力上升的情況（如咳嗽、打噴嚏）時會有反射性的收縮，如此可以增強膀胱頸和近端尿道的收縮和支撐，防止因腹壓的推擠造成膀胱脫垂及尿失禁的發生。

〔鬆弛的骨盆腔〕

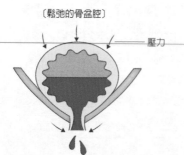

壓力

■ 為肌肉韌帶組織因老化或生產所帶來的肌肉、韌帶損傷、萎縮，因此於腹腔壓力上升時無法提供相對應有的收縮力及支撐力，而有膀胱下垂及尿失禁發生的情形。

病例　應力性尿失禁

四十二歲的陳小姐已經好幾年因爲用力咳嗽或大笑而漏尿，最近發現漏尿程度變嚴重，只要稍微咳嗽或走路走快一點便會發生，因害怕旁人聞到漏尿的味道，陳小姐便開始使用衛生護墊，沒想到卻出現陰道感染的新問題。

病症分類

應力性尿失禁在臨床上主要可分爲兩大類：一是解剖學上膀胱與近端尿道位置的不穩定，這類患者常合併有陰道或骨盆器官的鬆弛和脫垂；另一是尿道本質上的缺陷，這類患者較少有膀胱與近端尿道不穩定的情形。但部分患者卻同時有膀胱與近端尿道不穩定，以及尿道本質缺陷兩種情況。

臨床診斷

如果發現自己出現尿失禁的症狀先不要緊張，首先可透過驗尿確定是否爲泌尿道感染所引起？因爲感染引起的短暫漏尿只要服用抗生素就可痊癒；若非感染引起的話，接下來就必須區分尿失禁的發生原因，如：應力性尿失禁、膀胱過動症、生殖泌尿道廔管或尿滯留引起的尿失禁等。

這時除了問診與身體檢查之外，同時會進行尿動力學檢查與影像學檢查，以釐清病因；一旦確定是應力性尿失禁後，也必須區分漏尿的嚴重程度，作爲接下來治療的依據。

產後尿失禁

產後因咳嗽、打噴嚏、大笑、彎腰、提重物等舉動導致的尿失禁情形是相當常見的。造成產後尿失禁的原因，往往是生產時胎兒經過產道，導致陰道裂傷或支配提肛肌的神經血管斷裂，進而使支撐膀胱、子宮、腸子的骨盆底肌肉萎縮、無力、鬆弛，而造成腹部一出力就發生漏

尿的情形，甚至還伴有子宮脫垂或膀胱直腸膨出的現象；此外，由於胎頭擠壓膀胱造成水腫、無力或膀胱過度膨脹，也會發生產後尿失禁的現象。

產後尿失禁常在生產後一週內出現，大多數的產婦除了少數可能需要做尿路動力學檢查診斷外，無須做任何處置，治療上也以骨盆肌肉底運動為主，三個月內大多會自然痊癒；然而，仍有20%左右的產婦在產後三個月後還持續有尿失禁的情形，這類患者就需要接受完整的評估與診斷。

治療方法

應力性尿失禁的治療主要以骨盆肌肉的訓練和外科手術為主。骨盆肌肉運動對20~30%症狀輕微的患者有效，但大部分需要施行三個月以上才能看到初步成果，且需持之有恆。

患者如果對於骨盆肌肉運動無法確實做好，可以藉助生理迴饋的儀器，教導患者正確的動作。另外，也可在病人的陰道內放置一個小探頭，再施以微弱的電刺激，加強骨盆肌肉的收縮強度。

病情若不嚴重時，還可以服用藥物治療，強化尿道肌肉的力量達到禁尿的效果。如果病情屬嚴重者，在跑步甚至走快些時便會有尿失禁現象，加上藥物和骨盆肌肉運動皆無效時，則須考慮採取手術方式達到禁尿的目的；目前手術包括：恥骨後尿道懸吊術、尿道中段懸吊術與膀胱頸注射手術。

應力性尿失禁的治療方式

	手術治療	藥物治療	行為療法
痊癒率（%）	75~85	20~30	10~20
改善率（%）	10~20	40~50	30~50
成功率（%）	80~95	60~70	60~70
副作用（%）	15	30	0

★行為療法大多會加上藥物治療來輔助

醫師建議

對於病情較輕的患者（疾病分級為第一、二級者）可以用非手術治療的方式改善症狀，包括：藥物治療、骨盆肌肉底運動（凱格爾運動）、功能性電刺激療法等，但主要還是以凱格爾運動為主，而且必須持之以恆地做下去才會見效。

其他像是藥物治療都是短暫輔助凱格爾運動的角色而已，通常以2~3個月為服用的期限。

對於病情較重者：臨床嚴重程度二、三級或經上述非手術治療失敗的患者，可藉著手術矯正尿失禁。

尿失禁的原理

　　直至今日，醫學對於婦女尿失禁與造成漏尿的機制其實仍沒有完整的了解，在過去，影響膀胱頸與尿道功能的各種因素被認為是造成尿失禁的主要原因，然而近年來，下泌尿道系統的組織學、生物化學與神經生理學的研究進步神速，使得我們相信，婦女的尿失禁機制是由多重因子所造成的，而各種不同因子的缺陷或其缺陷組合，可能就是導致臨床上不同患者有著不同表現的原因。

　　目前對於造成婦女尿失禁的發生機制主要有兩種學說。

　　其一是在1990年由Petros與Ulmsten提出的完整理論（Integral Theory），根據兩位學者對於骨盆結構的認知，推論婦女處於壓力與急迫性下的泌尿道症狀，都是起因於解剖構造的缺陷：即鬆弛的陰道。他們認為陰道具有兩種功能，一個是可以傳導與膀胱頸、尿道閉合有關的自主與不自主收縮；另一個是可以穩定近端尿道與膀胱三角區的假設性的「緊張接受體」（stretch receptors）。

　　在這學說之下，陰道具有兩個不同的解剖部位，在這兩個部位共同作用下會維持正常的禁尿狀態與膀胱知覺。而這兩個解剖部位間的構造稱為「恥骨尿道韌帶」（pubourethral ligament），恥骨尿道韌帶在理論上會連接中段尿道與恥骨聯合，並發揮如同槓桿支點一般的功用。

　　在尿道口與恥骨尿道韌帶之間的陰道稱為吊床段（hammock），具有第一尿道閉合（the first urethral closure mechanism）的功能。另一個能發揮更重要的所謂第二尿道閉合功能（the second urethral closure mechanism）的陰道部位，是位於恥骨尿道韌帶與膀胱頸之間，稱為提肌上陰道段（supralevator vagina）。

　　吊床段在解剖位置上呈現垂直的走向，而提肌上陰道段是平行的走向。在這學說之下，尿道必須依賴恥骨尾骨肌（pubococcygeus）的收縮才能閉合，當恥骨尾骨肌收縮時，吊床段與其上的尿道會跟著被往腹側方向拉動，造成尿道閉合而達到禁尿效果。

　　而提肌上陰道段在靠近膀胱底的「緊張接受體」下方的區域，是所謂的「關鍵彈性地帶」（zone of critical elasticity），當提肛肌收縮的時候，關鍵彈性地帶會被往後下方牽引，以類似鉸鏈的方式關閉膀胱頸達到禁尿的目的。

　　這種鉸鏈的作用端賴提肛肌與陰道、肛門有良好的結合，整個相互影響的解剖構造若是因為生產或停經等因素改變，就會導致尿失禁；此外，關鍵彈性地帶

必須很完整才能夠支撐緊張接受體，若是這地區的解剖位置失去其完整性，會導致緊張接受體被不正常活化，產生膀胱逼尿肌的過度活性（detrusor overactivity）。

另一個學說是1994年，由DeLancey提出的吊床假說（Hammock Hypothesis）：膀胱與尿道依靠著下方的陰道，而陰道則被周圍的韌帶組織像吊床般支撐著，這裡所指的吊床在解剖位置上與完整理論的吊床段是不同的。

這些韌帶組織會與提肛肌在骨盆壁會合，會合的地方俗稱「白線」（white line; arcus tendineus fasciae pelvis），當這個由韌帶組織形成的吊床受損時，它的支撐能力也會跟著出現缺陷。在腹壓上升的情況，如咳嗽、打噴嚏時，陰道便無法維持在正常的位置，當陰道隨著腹壓上升而往下移動時，尿道就無法閉合而造成漏尿的情況。

....

尿失禁臨床分級

第一級：一般腹壓只會引起輕微程度的漏尿，不需使用衛生護墊或其他物品。

第二級：一般腹壓造成中等程度的漏尿，在某些情況下需要使用衛生護墊或其他物品。

第三級：輕微的活動就有嚴重漏尿情形，除休息外，任何活動都需持續使用衛生護墊或其他物品。

第四級：即使不活動也會漏尿，任何時間都需使用衛生護墊或其他物品。

3-3 尿道症候群

　　一般可分為兩種：發生在年輕患者身上的大多為感染所致，但非急性感染（因尿液分析往往是正常的），追問病史常可發現，患者先前都曾有尿路感染、披衣菌感染、尿道附近腺體發炎、不明原因的尿道痙攣的經驗；另一致病原因為尿道狹窄，如尿道發炎或受損的後遺症、停經後婦女因缺乏女性荷爾蒙所造成的尿道萎縮等。

　　尿道症候群在臨床上的表徵有：頻尿、急迫性、解尿困難及解尿疼痛等症狀，然而其他檢查無明顯病兆，因此歸類在這個項目。

病 例　　**尿道症候群**

　　吳小姐這一年來常因為膀胱尿道感染而就醫，初期經尿液分析顯示有白血球增多的情形，使用抗生素後病情有改善；但近來常有頻尿、解尿遲緩、解不乾淨等感覺而又來就醫。

　　這次尿液分析正常，尿動力學檢查僅顯示尿流速遲緩，醫師建議再進行膀胱尿道鏡檢查，結果發現，尿道黏膜充血且布滿息肉，因此被診斷為「尿道症候群」。

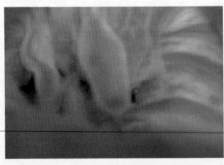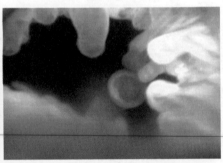

■ 左圖：尿道出現象多乳突狀的息肉；右圖：膀胱頸的部位也有許多息肉出現。

臨床診斷

通常尿液分析正常，但尿動力學檢查出有尿流速減緩及尿道外括約肌痙攣的情形，此外，膀胱尿道鏡檢查常可見到尿道息肉。

有報告說，尿道症候群可能為間質性膀胱炎的早期表現，因此，常會需要同時做膀胱尿道鏡檢查，藉以排除合併發生間質性膀胱炎的機率。

治療方法

治療用藥上會依年齡來考量，年輕患者會先或同時給予四環素類抗生素及肌肉鬆弛劑，停經的婦女則會給予雌激素。若有明顯解尿困難的症狀，會再做「尿道擴張」手術，而術後可由尿流速圖變化來判斷治癒的效果。

尿道擴張手術是使用子宮頸擴張器（Hegar dilator，在做子宮搔刮術時，用來擴張子宮頸）來擴張尿道，大部分的人可擴張到12號，但原則上若尿道出血時就該停止下來（可能把尿道黏膜扯裂）。當最後一根子宮頸擴張器仍置放於尿道時，會做前陰道壁按摩，目的是要擠出尿道周邊發炎腺體的膿汁。

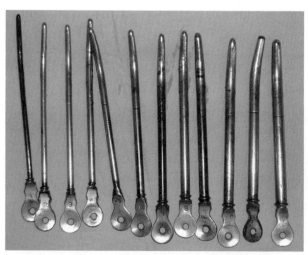

■ 尿道擴張的工具（Hegar dilator），左邊最細為1號，右邊最粗為12號。

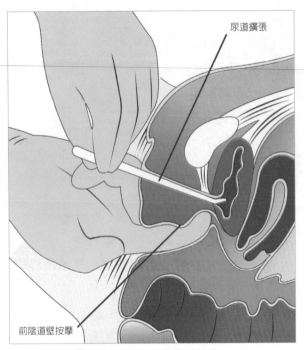

尿道擴張

前陰道壁按摩

▌ 尿道擴張與前陰道壁按摩。

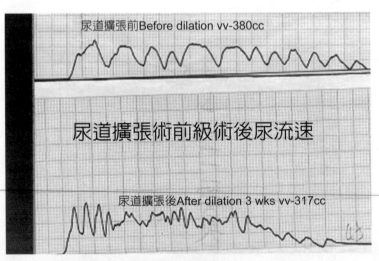

尿道擴張前Before dilation vv-380cc

尿道擴張術前級術後尿流速

尿道擴張後After dilation 3 wks vv-317cc

▌ （上圖）尿道擴張前解尿為斷斷續續情況；
　（下圖）尿道擴張後的解尿型態已恢復正常的連續型。

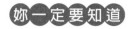

解答患者常見的疑惑：

1. 剛做完尿道擴張手術的前兩天，解尿的疼痛感會較以往嚴重，兩天後情形便會明顯改善，但是頻尿的情形需較長的時間才能改善。

2. 頻尿可服用「抗膽鹼」藥物來改善。由於治療膀胱頻尿的藥物會抑制膀胱肌肉收縮，產生「解尿困難」的副作用，所以需先做尿道擴張手術，當改善解尿困難後，再使用藥物治療。

3. 尿道周邊的肌肉組織包含平滑肌及橫紋肌，給予肌肉鬆弛劑，目的在鬆解橫紋肌，使尿道管路稍微通暢，以減緩解尿困難的症狀。

4. 長期解尿困難可能已經造成膀胱壁肥厚，因此頻尿等刺激症狀需要花較長的時間才能緩解。

5. 有些人需接受多次尿道擴張手術，這是因為尿道黏膜可能再黏合，或一再發炎形成阻塞。此類患者在接受尿道擴張之後，其症狀會緩解，但是過段時候又發現相同的症狀再發生，患者常覺得不是已經做過尿道擴張為何又患病？這是因為此類患者很容易發生尿路感染而造成尿道黏膜的再閉合，或周邊尿道腺體發炎腫脹壓迫尿道管路。

基本上，尿道在未解小便時是成閉鎖的狀態，以防止尿失禁的發生，但當尿路感染時會使尿道黏膜受損造成前後尿道壁沾黏；有時尿路感染已治癒（尿液常規性檢查未見有白血球），但是先前感染已擴及尿道周邊腺體，造成發炎腫狀而壓迫尿道管路造成尿道狹窄產生解尿困難。

這也是為何做尿道擴張時須加做「前陰道壁按摩」，主要目的是擠壓腫脹發炎的腺體將膿汁排出，減緩尿道管路的壓迫。因此，術後如何防止尿路再感染是一項非常重要的課題。

3-4 間質性膀胱炎

間質性膀胱炎發生的原因可能是因為膀胱表皮出現裂縫，使得尿液在漲尿時滲進膀胱壁，刺激表皮下的感覺神經，而提前發生急尿感，如果情況較嚴重，也可能繼續引發表皮下或肌肉內層的膀胱反應，產生膀胱疼痛或尿失禁的症狀。

有些學者認為尿道症候群與間質性膀胱炎可能是同一種疾病，只不過尿道症候群是早期的症狀，而間質性膀胱炎則是後期的表現。

間質性膀胱炎的症狀大多出現在三十～五十歲，可能和下列因素有關：外傷、過敏、發炎、內分泌不平衡、環境因素、遺傳或其他不明的原因。

頻尿與疼痛是診斷時的兩大要素；頻尿有尿急、夜尿、急迫型尿失禁，而疼痛可能是骨盆腔疼痛、恥骨上部疼痛、下腹部疼痛、會陰疼痛等。

此病的特徵是尿急同時合併有疼痛，此種疼痛在解完尿後會得到舒解，一段時期症狀會惡化，然後好轉；惡化的原因可能與飲食、壓力、某種疾病或某些不明原因有關。

臨床診斷

在診斷時除根據臨床症狀，還要做尿液檢查與膀胱尿道鏡檢查。一般說來，膀胱尿道鏡下的病變程度和臨床症狀並無平行關係，這也是為何有些醫師不把膀胱鏡列為診斷間質性膀胱炎必備項目的原因。

但是麻醉下施行的膀胱尿道鏡檢查既可檢查出膀胱有無其他病變，亦可進行膀胱水灌注，其實應列為必要的診斷步驟。膀胱尿道鏡下可能發現有腎絲球出血點（glomerulation）或胡樂氏潰瘍(Hunner's ulcer)。

在臨床診斷上很重要的一點是必須排除其他原因，如：尿路感染、陰道炎、膀胱癌、放射線膀胱炎、嗜伊紅性白血球膀胱炎、肺結核膀胱炎、膀胱結石、神經病變、性病、低細菌叢數的細菌性膀胱炎等等。

病 例 **間質性膀胱炎**

二十六歲的王小姐因為時好時壞的下腹疼痛與頻尿問題已經找過很多醫師診療，不過有時被診斷是骨盆腔發炎，但有時又被診斷為膀胱發炎，造成王小姐的困惑與不安。

直到她接受了膀胱尿道鏡的檢查，在膀胱灌注漲滿後開始引流，膀胱尿道鏡發現膀胱壁出現無數出血小點，才知道原來是「間質性膀胱炎」所引起的。

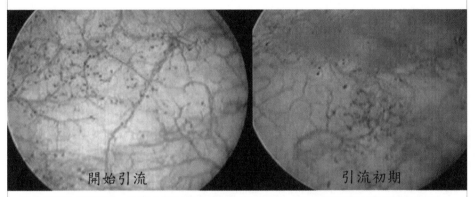

開始引流　　　　　　　　　　　引流初期

▌在膀胱尿道鏡下，膀胱在灌注液漲滿後開始引流，可發現膀胱壁出現無數出血小點（左圖），隨著膀胱內灌注液的引流，此出血現象呈現「血花片片」的景象。

治療方法

治療方向可分為藥物治療與手術治療。藥物治療可分為三種。緩解的症狀治療如：消炎止痛藥物、抗組織胺、三環抗憂鬱劑、抗膽鹼劑、肌肉鬆弛劑；膀胱再生的治療方法如：膀胱灌注；以及膀胱保護的治療方式如：Elmiron®、膀胱內注射肝素（Heparin）或玻尿酸等。

臨床上的治療會選擇先從保守療法、口服治療、膀胱灌注，到最後外科療法，大致上治療約需時二至三個月左右。

若是保守與藥物治療無效的話，接下來可以考慮薦骨神經調節治療（sacral neuromodulation）、電刺激（electrical stimulation）、神經阻斷（epidural nerve block）等方法，而手術治療通常是最後非不得已的方

法；手術治療有膀胱擴大手術（augmentation cystoplasty）或尿路分流手術（urinary diversion）。

間質性膀胱炎是一種原因不明的慢性疾病，儘管臨床上有許多治療的方法，也不斷地有新治療出現，但大部分的患者只獲得症狀的舒解，大都無法完全治癒，希望經由不斷的研究，未來將可發現確實的病因，因而有確切的治療方法。

專業知識 ……

膀胱水灌注

膀胱尿道鏡檢查本身就是一項診斷兼治療的工具，膀胱水灌注既可作為診斷亦有治療效果。

患者經靜脈麻醉，在60～80cm H_2O壓力下做膀胱灌注，持續灌水二～十分鐘後，一方面把膀胱內的水排掉，一方面經由膀胱尿道鏡觀察有沒有出血點。接著第二次灌水並停留三～五分鐘；膀胱水灌注後24～48小時內症狀會變差，但48小時後就會改善，治療效果可維持二～三個月。

膀胱藥物灌注

通常在口服藥療效不好時或合併口服藥服用，目前所使用藥物的藥物有：dimethylsulfoxide (RIMS0-50)、sodium oxychlorosene (clorpactin WCS-90)、heparin、steroids、sodium bicarbonate、silver nitrate、sodium pentosanpolysulfate (Elmiron)、cromolyn sodium、lidocain、doxorubicin、BCG、hyaluronic acid (Cystistat喜仕膀胱灌注液)。

做法很簡單，多是利用導尿管把藥物灌注到膀胱內，15到30分鐘後再解掉小便，療程彈性很大，可每天一次、一週數次，甚至疼痛復發時單次使用。

這種方式的優點是不易經由膀胱吸收，以及不經由肝、腸胃、腎吸收或排泄，因而藥物交互作用少且副作用少，缺點有導尿的併發症、疼痛、感染等。

目前常使用的藥物為肝素（heparin），具有抗發炎與保護膀胱黏膜作用，可作為第一線治療或其他治療的輔助。

Elmiron® (pentosan polysulfate sodium)的使用方法

Elmiron® 為含有硫化葡萄糖胺多醣(sulfated glycosaminoglycans)的化學物，具有膀胱黏膜附著的特性， 1996年經美國食品藥物管理局（FDA）核准用於間質性膀胱炎的治療。

用法為空腹口服，每天三次，每次一顆，至少使用六個月，服用三年對於疼痛、尿急、頻尿及整體反應有74～88%的改善率，副作用包括胃腸不適、掉髮、肝功能異常等，目前在臺灣須經事前審查通過後才能使用。

Heparin

Heparin是一種抗發炎及表面保護劑的物質，是用膀胱灌注的方式，可暫時修補膀胱表面黏膜的葡萄糖胺多醣層（GAG layer），作為第一線治療或其他治療的輔助。

A.療程

＊每次灌注Heparin 10,000 units（加入生理食鹽水50cc），在膀胱留置20至30分鐘，給予每週三～四次的膀胱灌注，為期三～四個月。

＊若上述方式經過3個月沒有改善時，則灌注劑量調高為 20,000 units，這時通常需要三～六個月才會見效，而且治療期間可能需至少十二個月。

＊可能會一輩子使用。

B.臨床研究

50%的患者可獲得改善，幫助使用DMSO膀胱灌注（DMSO藥物為目前美國食品藥物管理局核准的膀胱灌注藥物）的患者降低其復發率。在一項研究裡，單獨使用DMSO有52%的復發率，但配合使用heparin每月膀胱灌注作維持療法，其復發率僅20%。

C.副作用

主要是由於膀胱灌注所引發的不適，長期使用（超過二十六週）要小心骨質疏鬆。

3-5 膀胱過動症

　　2002年國際禁尿協會（Internaltional Continence Society, ICS）為「膀胱過動症」下一個定義：患者出現尿急症狀，不管有沒有合併其他如：急迫性尿失禁、頻尿、夜尿等症狀，皆稱之為膀胱過動症；所謂尿急是一種「很突然的、強烈的，必須馬上去解小便，否則會不舒服或害怕漏尿的感覺」。

　　正常人的排尿行為，是由大腦發號施令所控制，簡單來說，膀胱過動症（Overactive Bladder簡寫為OAB）就是膀胱不服從大腦的指揮，進而發生不隨意或過度收縮而導致尿急、頻尿、尿量少、急迫性尿失禁的現象。

　　這種現象最常發生在中老年人的身上，有一部分的小兒夜尿症（尿床），也是因為這個原因所造成的。

　　目前對於膀胱過動症的確切發生原因有三種假說：肌肉理論（myogenic theory）、神經理論（neurogenic theory）與自主神經理論（autonomous bladder theory）；但沒有一種理論可以解釋所有的臨床表現。

　　不過大致上應與膀胱的神經支配或神經傳導的損傷有關，可能是來自大腦病變、中樞神經系統受傷或發育不成熟、膀胱壁彈性變差、膀胱發生感染、膀胱平滑肌不明原因之變化等因素；此外，也不排除可能跟工作壓力、生活緊張、焦慮等情緒方面有關。

臨床診斷

　　膀胱過動症（Overactive Bladder）透過臨床的問診，確定患者有尿急的症狀，不論有沒有合併其他症狀即可下此診斷。

　　另外有一個名詞「逼尿肌不穩定」（Detrusor Overactivity）則屬尿動力學的診斷，必須在「填充期膀胱壓力圖」中，才能觀察到膀胱逼尿肌是否有不穩定收縮的情況；不管是自發性或來自檢查者之特意誘導，如：聽到流水聲、咳嗽或站立跳躍等姿勢改變，都可做此診斷。

　　約50%的膀胱過動症患者，在填充期膀胱壓力圖裡沒有顯示逼尿肌不穩定的情形，所以在診斷時，需小心判斷是否有尿路阻塞、神經病變等情況。

病 例　膀胱過動症

六十歲的林女士三年來一直被頻尿、夜尿、尿急所困擾，有時甚至急迫到尚未進入廁所就發生漏尿的情形。做完尿液分析，並沒有白血球增多、發炎的情形；而尿動力學檢查發現有「逼尿肌不穩定性收縮」的情形，但神經生理及臨床檢查無任何異常的情形，因此被診斷為「膀胱過動症」。

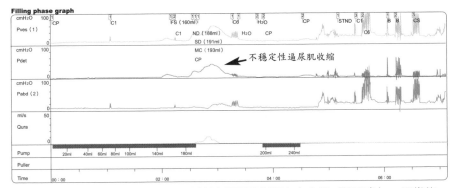

在填充期膀胱壓力圖當中，出現膀胱逼尿肌的不自主收縮（箭頭處）；正常的情況下，膀胱逼尿肌在這個時候應該是穩定而沒有收縮的狀態。

這方面可以藉由膀胱填充期壓力圖中膀胱的順應性（compliance）來獲得一些資訊。若是有低順應性的情形，則發生尿路阻塞、神經病變等機率便大增，必須做進一步檢查；但反過來講，無低順應性的情況並不代表沒有前述情況。

此外，有85%的患者在膀胱收縮前，會出現尿道鬆弛的現象，這是肌原性病變（myogenic abnormality）或早發性解尿收縮反射（prematurely activated micturition reflex）的表現。

治療方法

如果是因為急性發炎而引起尿急的症狀時，通常只需要服用抗生素，症狀便可獲得改善。病患若是屬於緊張、焦慮型，治療上應該先讓

病患放鬆心情，或者建議患者更換一份較輕鬆且不須負太多責任的工作，必要時可以服用較輕微的鎮靜劑或抗憂慮劑。

　　若只有尿急或頻尿的症狀，60～70%的患者可以經由行為療法，如：骨盆底肌肉運動、膀胱訓練（bladder retraining drills）、生理迴饋、電刺激或身心療法，來恢復膀胱的良好控制機能，藉此克服不自主的逼尿肌收縮。只是臨床上會有30～40%的患者無法單靠行為療法得到幫助，這時必須再加上藥物才能有效控制症狀。

　　若已出現尿急性尿失禁的症狀，就必須藉助藥物的作用，增加膀胱頸及尿道的關閉壓力，並抑制膀胱逼尿肌的過度反應。口服烯膽鹼藥物是目前的首選用藥，只是大都無法單一作用在膀胱逼尿肌。

　　當藥物對身體其他部位也發生抑制作用或作用過強時，會出現口乾、便秘、解尿困難等副作用；口服藥物效果不彰時可以考慮膀胱灌注藥物。有學者報告膀胱內注射肉毒桿菌可提供不錯的緩解效果；但藥物無法拉長並感覺膀胱即將真正開始收縮的期間。合併有尿道鬆弛的患者，可考慮使用甲型交感神經藥物（alpha-sympathomimetics）。

　　由於這一類病人常會間歇性的發作，因此必須讓患者有心理準備，藥物治療後，症狀有可能還會再復發，不必心慌。另外，建議患者最好不要等尿急了才上廁所，應該規律的，至少每隔二小時就自動到廁所報到，記錄解尿日誌，並做行為療法中的定期解尿（timed voiding），這樣情況大都能獲得改善。

　　如果膀胱容量太小，長期服藥後仍未見改善，則可考慮以手術治療，但是手術應該是最後的手段，而手術的方法包括：膀胱擴張、選擇性薦神經阻斷手術、經陰道下腹神經切斷手術（另稱為Ingelman-Sunberg步驟）、膀胱擴大手術（augmentation cystoplasty）、尿路分流手術（urinary diversion）等；或利用病人的某一段腸子，把它縫成袋狀，再接到膀胱上，以增加膀胱的容量。

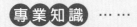

經陰道下神經切斷手術（Ingelman-Sundberg procedure）

以10～15mL的息痛卡因（lidocaine【xylocaine】）或布比卡因（bupivacine【吩坦尼 Marcaine】）經陰道注射於膀胱三角下，一般經6～24小時後有改善。約有70%的急迫性尿失禁患者，無論其填充期膀胱壓力圖有沒有出現逼尿肌不穩定的現象，其療效都可維持一年。

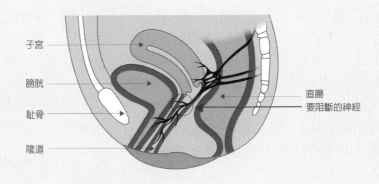

子宮

膀胱

恥骨

陰道

直腸
要阻斷的神經

▋顯示要阻斷支配膀胱的神經由下腹神經而來，其走向位於膀胱三角下。

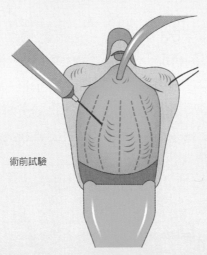

術前試驗

▋術前試驗方法，以10～15mL的lidocaine（xylocaine）或bupi-vacine（Marcaine）經陰道注射於膀胱三角下。

3-6 神經性膀胱病變

引起神經性膀胱病變的原因有：

1.腦部病變：包括腦部腫瘤、巴金森氏症、腦性麻痺、腦血管病變、心智遲緩、多發性硬化症等。這類患者的膀胱欠缺大腦的抑制，所以逼尿肌常會不自主的收縮，因而產生不自主的排尿症狀，由於膀胱是處於一種痙攣性收縮的狀態，膀胱的容量常常小於300ml，而且膀胱內的壓力會比較高。

2.脊髓病變：包括脊髓受傷、腫瘤、髓質發育不良、椎間盤突出等。這類患者的尿道括約肌跟膀胱逼尿肌無法協調，導致膀胱內壓力持續在高壓緊繃狀態，而尿道也無法放鬆。產生的症狀包括：頻尿、解不乾淨、餘尿過多及尿失禁。患者中有些為鬆弛性的神經性膀胱。

3.周邊神經病變：包括糖尿病、根除性骨盆腔手術（如子宮頸癌手術）、梅毒、脊椎手術、愛滋病等。這類患者的膀胱失去收縮力，解尿不完全的情況下很容易演變成餘尿過多、頻尿及尿失禁。

病 例　神經性膀胱病變

一名八十七歲的婦女生過七胎，六年前曾經發生過腰椎壓迫性骨折，主訴頻尿、夜尿、急尿、急迫性尿失禁、小便解不乾淨、小便速度變慢，且需腹部用力才能解尿。骨盆檢查只發現生殖道萎縮，並沒有骨盆脫垂或腫瘤的情況；尿流速檢查顯示，尿流速遲緩且殘餘尿量高（220cc），而填充期膀胱壓力圖顯示有不自主膀胱收縮。

這位患者罹患神經性膀胱病變的機率很高；當神經功能受到傷害時，膀胱的功能也隨之受到影響，並產生各種病理及生理變化，這就是所謂神經性膀胱病變。

併發症

由於餘尿過多容易導致膀胱、腎臟的感染和結石，嚴重者會有腎臟水腫及腎臟機能喪失，甚至惡化成尿毒症，有些患者會因為嚴重的尿路

感染造成敗血症。另有些病患因尿失禁的情形，使得外陰部感染而產生的皮膚病變。

臨床診斷

　　診斷神經性膀胱主要由病患的病史和身體檢查來做初步判斷。通常做的尿流動力學檢查，包含膀胱功能測量、尿流速測定、尿道壓力檢查及肌電圖檢查等，不只能幫助診斷，在治療過程也可用來評估治療效果。評估急性神經性膀胱病變的受損情形，一般在疾病發生六個月後比較合適，有許多病患在六個月後會出現頻尿、急尿及尿失禁的症狀。

治療方法

　　目的在於維護膀胱、腎臟的功能。主要方式有下列幾種：1.藥物治療：以藥物控制膀胱或括約肌的功能，以預防尿路感染及結石的產生；2.膀胱排尿反射訓練；3.留置導尿管或間歇性自我導尿；4.手術：如尿道括約肌切開術、脊髓神經根切斷術或尿液分流術。

專業知識 ……

脊椎損傷造成的泌尿系統障礙

　　泌尿系統的障礙端視脊椎損傷的部位而定，一般而言，脊髓受傷，導致神經導管障礙，因而造成排尿功能失常。

　　例如薦髓以上的損害，傷及排尿中樞，會引起痙攣性的膀胱不正常，這類型的脊髓傷害會導致括約肌的痙攣及排尿功能失常，造成膀胱逼尿肌肥厚；膀胱內壓增高，會造成輸尿管逆流，進而增加腎臟的逆向壓力，使腎臟受到傷害。若再加上感染，那腎功能會急劇喪失，這種痙攣性的膀胱病變會導致膀胱容量變小、膀胱內壓不正常的增高、不隨意的逼尿肌收縮，以及膀胱壁肥厚的現象。

　　如果受傷部位是在第三、四薦髓的排尿中心，它所引發的障礙與前者正好相反。因為尿道括約肌與骨盆肌肉的緊張度降低、以及膀胱收縮變差、內壓低、貯存容量增加、小便後餘尿多，便稱之為鬆弛性膀胱。此外，尿液因無法完全排空，便提高感染的機會。若是長期臥床，骨骼中的鈣質流失進入腎臟後，加上尿液滯留，容易產生結石。

3-7 逼尿肌不穩合併膀胱收縮無力 (DHIC)

逼尿肌不穩定合併膀胱收縮無力（Detrusor hyperactivity with impaired contractility，簡稱為DHIC），為老年性疾病，由於大腦中樞與膀胱之間的神經因某些因素無法聯繫，膀胱成為獨立個體，會不自主收縮而不接受大腦中樞的控制，進而產生尿急及急迫性尿失禁。

但膀胱收縮後又無大腦發出命令使膀胱盡可能排空尿液，造成殘尿過高，臨床表現便為「膀胱過動症」（頻尿及急迫性尿失禁）合併「逼尿肌收縮無力」，導致殘餘尿量過高。

病 例　　逼尿肌不穩定合併膀胱收縮無力

　　一名七十二歲的婦女生過三胎，主訴頻尿、夜尿、急尿、急迫性尿失禁、尿解不乾淨、尿流速減緩、解尿時需靠腹部用力解。做骨盆檢查正常；尿流速檢查顯示尿流速遲緩（每秒鐘只解8cc）且殘餘尿量頗高（320cc），填充期膀胱壓力圖顯示有不自主膀胱收縮，判斷為「逼尿肌不穩定合併膀胱收縮無力」。

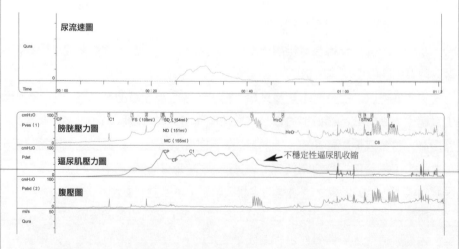

■（上圖）尿流速檢查顯示尿流速遲緩（每秒鐘只解8cc）且殘餘尿量頗高（320cc），（下圖）填充期膀胱壓力圖顯示有不自主膀胱收縮（箭頭處）。

治療方法

　　為防止因殘餘尿過多引起的後遺症，如膀胱炎及腎盂腎炎，最好學會自我導尿；如能學會自我導尿，則可給予藥物治療減緩頻尿及急迫性尿失禁的症狀。

3-8 尿路感染

尿路感染是指腎臟、輸尿管、膀胱、攝護腺和尿道受到細菌、披衣菌、黴漿菌和鞭蟲等各種微生物侵犯所引起的發炎反應；以細菌感染最常見。

造成尿路感染的原因，最主要是病原體由尿道口逆行而上，侵入尿道和膀胱，再沿輸尿管侵犯到腎臟；其次是經由身體其他部位的感染，經由血液或淋巴系統，再侵犯到泌尿道，或是泌尿道附近器官的感染直接再侵犯到泌尿系統。如果病患本身有結石、神經性膀胱、先天性泌尿道異常或糖尿病等病變，會更容易發生尿路感染。而女性容易得尿路感染有幾個原因：

1. 女性的尿道較短，大約只有4公分長，來自腸道的細菌，尤其是大腸桿菌，常在女性外陰部孳生，再由尿道侵入膀胱，尤其在行房和懷孕時，這些細菌更易侵入。

2. 停經後的婦女，其膀胱黏膜的抵抗力減弱，比較容易被感染。

3. 有些女性因工作和環境的關係，有憋尿的習慣，影響膀胱正常排尿的功能，也會導致尿路感染。

病 例　下泌尿道感染

一名二十四歲未曾懷孕過的婦女，來到門診時顯得坐立難安，她表示一整天都感覺到常常想去上廁所，每次上都只有一點點的尿，而且上廁所時會感覺尿道口刺痛。經檢查沒有發燒的現象，也沒有發現腰部壓痛的情況（costovetebral angle percussion tenderness），尿液常規檢查顯示有很多白血球，倒是沒有紅血球，診斷為「下泌尿道感染」。

症狀說明

尿路感染隨著感染位置和程度的不同，造成的症狀也不一樣。常見的是膀胱、尿道感染，如急、慢性膀胱炎與尿道炎，病患會有頻尿、尿

急、排尿灼痛、下腹疼痛或尿道口排出分泌物等症狀。若是腎臟的感染，病患可能有腰痛、發燒和寒顫的症狀。

嚴重的尿路感染，細菌可能擴散到身體其他部位，造成敗血症。相反的，有些尿路感染的病患完全沒有任何症狀，卻可以由尿液檢驗或儀器檢查中看出有尿路感染的跡象。

臨床診斷

最基本的檢查就是尿液常規檢查，即驗尿檢查，主要是看尿液內是否有發炎的反應和細菌感染的癥狀。其次是做尿液細菌培養；如有發燒、寒顫的症狀時，必須另外檢驗血液。如：X光、超音波和內視鏡檢查，或血液生化、免疫機能的檢驗，則依病情的需要再予以安排。

治療方法

對於女性單純的膀胱感染，只需一到三天口服抗生素的治療。比較嚴重的膀胱和尿道的感染，傳統上是給予七到十四天口服抗生素的治療，或合併藥物注射治療。

對於腎臟的感染，就應給予更積極治療，急性感染時病患會合併有發燒、畏寒的症狀，此時應住院並予以連續的藥物注射治療。

預防撇步

規律的生活、均衡的飲食、避免過度勞累、充分的飲水和良好的排尿習慣是預防尿路感染的基礎。女性病患如反覆為感染所困擾，可使用預防性的藥物，而且個人的衛生習慣和婦科的問題都應加注意。

飲食上應避免刺激性的食物，不可飲酒或咖啡，以免症狀復發；多食用含有維生素C的水果和蔬菜，有助於調節尿液的酸鹼度，避免尿液中產生沈澱。另可採溫水坐浴減輕排尿不適的症狀。

此外，如有糖尿病、尿路結石等易導致尿路感染的疾病，應接受適當的治療，才能預防尿路感染的發作。平常多攝取蔓越梅的果汁或錠劑，可幫助防止細菌黏附在膀胱壁，預防尿路感染復發。

3-9 尿路結石

尿路結石是泌尿系統最常見的疾病之一，通常發生原因有：

1.家族史：有尿路結石家族史者其患病機率較其他人高，發作的年齡約在30至50歲之間，孩童和老年人較少見。就季節而言，發生率在夏天最高；缺乏適度運動、暴飲暴食、久坐辦公桌及耗費腦力者較易得到此病。

2.身體疾病：如副甲狀腺機能亢進症。

3.尿液滯留與尿路感染：尿路感染時，某些細菌會將尿素分解，進而產生結石。

4.飲食習慣：例如食入過多的高嘌呤類、高蛋白質食物，容易引起尿酸結石。

5.尿液濃縮尿量減少，促使尿液中某種結石成分濃縮，因而造成結晶質的沈澱。

6.藥物：有些藥物服用過多會引發結石，如利尿劑、阿斯匹靈、抗痛風藥物等。

7.手術或外傷：造成尿路狹窄易引起結石產生。結石病患在接受治療後，如果沒有做好預防工作，七年內復發率高達60%，部分病患因而喪失腎臟功能。

症狀說明

1.疼痛：間歇性或慢性腰部鈍痛、悶痛或腎絞痛，常合併有噁心、嘔吐、坐立不安等症狀。

2.血尿：尿中帶血、尿急、排尿不暢的情形，經常伴隨腎絞痛時出現。

3.尿路感染：因為結石產生尿路阻塞時會發生感染情形。

病 例　　輸尿管結石

　　一名二十六歲女性因陣發性左下腹痛而來急診。尿液常規檢查發現有血尿的情況，陰道超音波顯示有一高回音性物質擋在左側輸尿管遠端開口處，腹部X光片顯示左下腹有白色點。

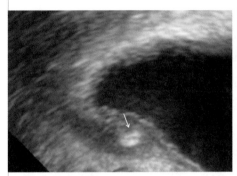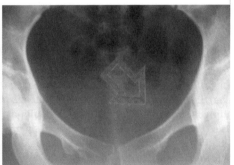

■ （左圖）陰道超音波顯示有一高回音性物質（箭頭處）擋在左側輸尿管遠端開口處；（右圖）腹部X光片顯示左下腹有白色點（紅色開放性箭頭處）。

臨床診斷

　　1.詳細的病史：詢問家族史與臨床症狀。

　　2.身體檢查：區分疼痛的部位與其他可能的原因。

　　3.尿液檢查：結石病人的尿液可以按照病理學異常表現來判斷，但若結石側產生完全尿路阻塞，尿液無法通過，尿液檢驗也可能出現完全正常。尿液檢查項目中與結石相關的，有顯微鏡尿液沉渣檢查與紅血球。

　　正常人的尿液無紅血球或偶有微量紅血球（在高倍視野下0～3個），若小便中出現紅血球，即為血尿，表示尿路系統有出血現象，而出血通常是因結石於尿路移動途中刮傷腎盂、輸尿管或膀胱黏膜微血管所造成；由於血尿是間歇性的，有時檢查會呈現正常。

　　在高倍顯微鏡下每一視野的白血球數在5個以上，可能是有尿路感染的現象。值得注意的是，有些婦女搞不清楚出血的來源到底是尿道或陰道，因此建議自覺血尿的人最好也接受婦科檢查，以排除婦科問題。

4.血液檢查：排除急性感染。

5.腹部X光檢查：大部分的尿路結石在常規照片就可看到，但是10%的結石因不含鈣、太小或腸氣阻擋，無法在腹部常規X光片上顯示。

6.靜脈注射腎盂攝影：了解腎臟的功能狀況，確定結石的位置。

7.超音波檢查：有些X光通透性結石，可由超音波檢查看出。

⊙以下情況需積極處理：

合併尿路感染，有發燒、尿常規檢驗有白血球或菌尿的情況；只剩單一個腎臟患者，而且又合併結石者；結石大於0.6公分；尿路閉塞，腎功能受損；腎絞痛厲害、次數頻繁、無法以止痛藥控制者。

治療方法

1.非手術方法：給予充分的水分及適當的抗生素來控制感染，如有絞痛應給予止痛劑。此外，調整飲食、大量飲水也是相當重要的。

2.外科療法：依據結石的大小、位置、是否有感染及泌尿系統的解剖學來決定處理方式。

　＊體外震波碎石術：利用精密儀器在人體外產生震波，將腎臟或輸
　　尿管上段的結石震碎為砂狀或小顆粒，然後隨小便排出體外。

　＊水電波、超音波、雷射、氣動式等碎石術：一般常用於膀胱內較
　　大結石的震碎。

　＊輸尿管鏡取石術：輸尿管鏡可以處理位於輸尿管的結石，找到輸
　　尿口，放入輸尿管鏡，見到結石可用結石網套住結石再取出。

　＊經皮腎臟造廔取石術：對於較大的結石，如完全型鹿角狀結石、
　　腎盂結石或使用體外震波、輸尿管取石術失敗的結石，或合併有
　　其他泌尿系統問題，如狹窄等，可採用此法。

3.結石溶解術：經由輸尿管或腎廔管導管灌入化學溶液來溶解結石，這種方法只是輔助療法，僅限於少數結石使用。

4.副甲狀腺切除術：副甲狀腺機能亢進合併結石患者，要採用此項手術。

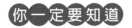

你一定要知道

泌尿結石患者須知（馬偕醫院衛教單）

出院後為減少結石復發，請注意下列事項：

1. 請每日飲水約1000cc～4000cc以上（約家用杯10～15杯），且每日排尿須在1000cc以上，以達沖洗的作用，並減少復發的可能。

2. 按照醫師指示，減少鈣、磷、草酸鹽、高普林食物之攝取，以避免結石的再形成，避免食物如下：

   ＊鈣、磷多的食物：牛奶、乾乳酪、蝦、葡萄乾、麥片、豆腐等。

   ＊草酸鹽的食物：海藻、番茄、可可、李子、杏仁、豆類、啤酒等。

   ＊高普林的食物：動物內臟、沙丁魚等。

3. 移動性結石可藉利尿的啤酒順勢排出，但平常不宜多飲啤酒，因啤酒草酸含量很高。

4. 若有尿道感染或尿液無法解出時，請早治療，以防發炎或再度結石。

5. 有膀胱結石者，請注意下列兩項：（1）請勿憋尿；（2）當小便次數多而尿量少時，或解小便困難時，請早治療，以免延誤病情。

6. 可做適當活動，如散步、暖身運動等，以免結石再發生

7. 請依醫師指示按時服藥及返院複診（建議結石病患每3～6個月照一張腹部X光，以期及早發現，及早治療）。

專業知識 ……

靜脈注射腎盂攝影檢查

　　靜脈注射腎盂攝影為一系列泌尿系統的顯像攝影，任何懷疑有尿路結石的病人，不論腹部x光片上是否有鈣化點，皆可進一步做靜脈注射腎盂攝影檢查。

　　對於x光上發現的鈣化現象，可證實是否為尿路系統內的結石，並確認結石的正確位置，甚至可發現一些x光上無法顯現的極小結石或會穿透射線的結石。此外，根據顯影劑排泄的速度，可以了解尿路阻塞程度及腎臟功能。

　　其作法為先照一張腹部x光片，檢查有無鈣化或結石。再從靜脈注射適量的顯影劑，顯影劑會經由腎臟排出流入輸尿管到膀胱，因此在注射後5分鐘、15分鐘、30分鐘及60分鐘等不同時間拍下x光片，便可連續把整個泌尿系統顯現出來及分析尿路功能。

3-10 膀胱陰道瘻管

　　所謂「瘻管」指的是不正常的通道，原本膀胱與陰道應該是不相通的，這樣尿液就會在達到膀胱容量時而經由尿道排出，但是膀胱陰道瘻管患者的尿液卻很容易流到陰道，導致不管何時何地任何姿勢，尿就是無法控制地漏出來。

　　另外，由於尿液原本是無菌狀態，而陰道卻會有一些細菌，所以這樣的患者非常容易引起尿路感染，造成膀胱陰道瘻管或輸尿管陰道瘻管的原因大多和病人曾接受骨盆腔手術（子宮摘除術）或放射治療有關，少部分病人是先天輸尿管開口異位造成。在未開發國家中，膀胱陰道瘻管則多為難產所致，尤其是在非洲國家。

病 例　膀胱陰道瘻管

　　一名六十五歲的患者因為漏尿而來到醫院，她曾在三十五歲時因疼痛性子宮腺肌症及子宮內膜異位症，接受全子宮切除手術；其實在手術後第二天就發生持續性漏尿現象，但是患者卻一直隱忍，最近則是因為被子女發現母親的生活因此受到諸多限制而來醫院求診。

　　經陰道內診可見在陰道內就有尿液聚積，而且在陰道頂子宮切除的位置還可見尿液滲漏（圖一）。陰道超音波發現陰道內水分聚積，膀胱內壁有缺陷（超音波圖白色箭頭處），與陰道相通（圖二）。膀胱鏡檢發現於膀胱三角處上方有一瘻管（圖三）。

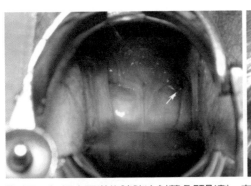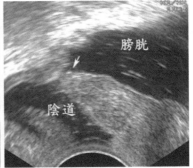

■（圖一）經由尿道往膀胱注射藍色顯影劑，在陰道內可看到藍色的顯影劑由膀胱陰道廔管滲出（白色箭頭處）。

■（圖二）陰道超音波發現陰道內水分聚積，膀胱內壁有缺陷（白色箭頭處）。

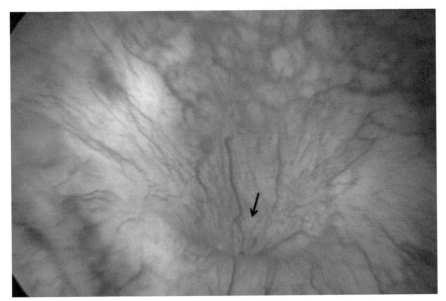

■（圖三）膀胱尿道鏡檢發現於膀胱三角處上方有一廔管（黑色箭頭處）。

治療方法

　　手術時間的決定依照個案而定。如果是因為生產引起的廔管，應該至少觀察等待三個月；若是因為放射線治療引起的廔管，有時需等待十二個月或者更久的時間，而且在臨床上必須評估當時癌症的狀況。

在多數外科手術的情況中，等待三個月之後再動手術是需要且適當的，雖然有學者提出立即的修補，但手術還是應該延遲直到組織水腫與發炎反應消失，才能降低手術失敗的風險。

　　另外一種作法是定期地評估膀胱與陰道的狀態，然後於適當的時候再安排手術。超音波是一個很好的評估工具，因爲它可重複操作，又沒有輻射線曝露之虞；正常的膀胱壁厚度是3毫米到6毫米，膀胱壁變厚的可能原因爲感染或炎症反應，或者是放射線所造成。

⊙治療方法則有：

　　1.保守性療法：裝置尿管引流三個月，每個月定期評估廔管及膀胱壁的狀況，超音波是一項值得推薦的工具。

　　2.手術：

　＊經陰道式Latzko's operation（partial colpocleisis）：手術的精髓爲部分陰道閉合，不摘除陰道廔管。

　＊開腹式：經腹膜及膀胱將陰道廔管摘除後，縫合膀胱及陰道。

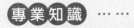

專業知識 ⋯⋯

經腹部膀胱陰道廔管修補方法 O'conor Technique

A. 將膀胱對半切開，探查陰道廔管位置

B. 膀胱對半切開直到膀胱陰道廔管處

C. 將陰道與膀胱分離，並將陰道處廔管切除縫補

D. 縫合膀胱廔管處及切開之傷口

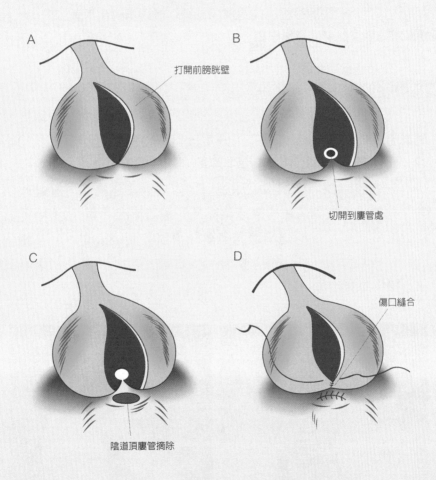

A 打開前膀胱壁

B 切開到廔管處

C 陰道頂廔管摘除

D 傷口縫合

3-11 尿道憩室

尿道憩室的發生原因,目前認為是因尿道和尿道旁腺體之間的尿道旁腺管路阻塞所致,一旦發生則形成尿道憩室,而且容易蓄膿,甚至破裂;亦有可能形成結石,影響排尿或合併惡性腫瘤。

大多數尿道憩室的好發位置多位在尿道中間三分之一的部分,在觸診時可摸到尿道下方有腫塊存在,並且擠壓腫塊可發現膿汁由尿道口流出。發生率約占求診婦女的4%～7%左右。

病 例　尿道憩室

一名四十二歲的婦女主訴近三年來常常尿路感染、解尿後有滴滴答答的感覺,每次與先生同房後常覺得前陰道壁有疼痛的感覺,而且自己可以在前陰道壁上觸摸到一個腫塊。

在內診時發現一個接近尿道口下方的前陰道囊腫,壓迫此前陰道壁囊腫可見到黃色膿樣液體從外尿道口流出(圖一)。陰道口超音波檢查發現,尿道周邊有多囊腔囊狀物圍繞(圖二);膀胱尿道鏡檢查發現,尿道憩室的開口位於尿道右側(圖三);膀胱尿道攝影術發現尿道憩室存在於尿道中段的位置(圖四)。

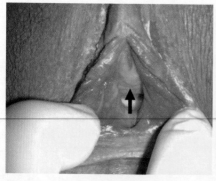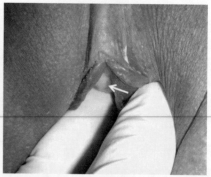

■(圖一)臨床檢查發現接近尿道口下方的前陰道囊腫(黑色箭頭處),壓迫此前陰道壁囊腫可見到黃色膿樣液體從外尿道口流出。

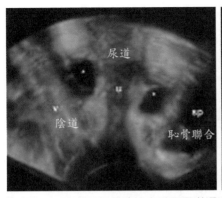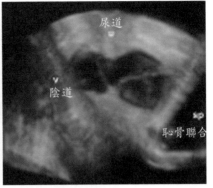

■（圖二）陰道口超音波檢查發現尿道週旁有囊狀物圍繞。

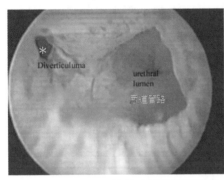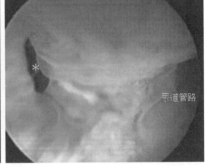

■（圖三）膀胱尿道鏡檢查鏡發現尿道憩室的開口（＊：Diverticulum）。

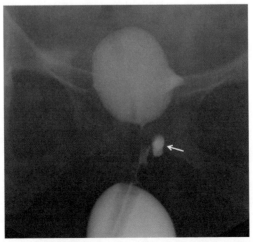

■（圖四）膀胱尿道攝影術發現尿道憩室的存在（箭頭處）。

症狀說明

尿道憩室大多沒有症狀，即使有症狀也會和下泌尿道疾病症狀相似而不易診斷出來。典型的症狀是排尿後形成尿液涓流（dribbling）、性交疼痛（dyspareunia）、小便疼痛（dysuria）等俗稱3D的症狀。其他症狀諸如：頻尿、尿急、血尿、陰道腫塊等等，則較為少見。

臨床診斷

1.臨床檢查：經由陰道內診可發現於前陰道壁有腫塊突出，觸摸時會引起疼痛感，擠壓時，可見膿汁由外尿道口流出。

2.膀胱尿道攝影術：由解尿膀胱尿道攝影或使用雙氣球正壓尿道攝影來偵測尿道憩室的存在（顯影劑會充滿在憩室囊腔內）。

3.膀胱鏡檢查：利用此光學器械檢查尿道管路，有時可發現尿道壁上尿道憩室的開口，此開口大都位在後尿道壁上。

4.超音波檢查：可發現單囊腔或多囊腔的腫塊，大部分位於中段尿道後方。

治療方法

⊙手術治療可分為：

1.憩室切開術（Spence procedure meatomy），適用憩室開口在尿道尾端。

2.憩室切除術（Diverticulectomy），適憩室開口在尿道靠近膀胱的那一端。

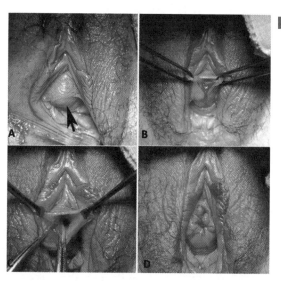

切開遠端尿道憩室（箭頭處）如Spence procedure meatomy。止血鉗將尿道口左右拉起，使尿道後緣形成一布幕狀，手術剪剪開此布幕狀尿道後緣直到遠端尿道憩室的位置，將尿道憩室及尿道管路外翻，把裸露外翻的尿道黏膜縫合固定於周邊的會陰組織。

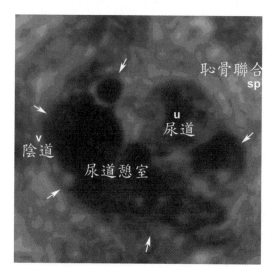

恥骨聯合
sp
尿道
u
陰道
v
尿道憩室

■ 3D立體超音波軸狀切面（axial view）顯示出，複雜型的尿道憩室含有多囊腔（白色箭頭）環繞尿道，從陰道向前延伸到恥骨聯合處。

妳一定要知道

3D立體超音波對尿道憩室診斷的幫助

　　為何要使用3D立體超音波診斷尿道憩室？主要是要觀察尿道憩室的擴展範圍。3D立體超音波可提供軸狀切面掃瞄（axial view），如左圖尿道憩室主要在尿道與陰道之間往前發展，而且已擴張到達恥骨聯合處。手術的摘除乾淨是非常重要，如果術前不能夠知道，將會有摘除不完全而再復發的可能。

3-12 根除性骨盆腔術後（放射性治療術後）

　　子宮頸癌是臺灣婦女常見的惡性腫瘤之一，早期的病灶若以手術方式來治療的話，治癒率非常高，然而膀胱尿道功能失調是子宮頸癌根除手術術後最常見的併發症之一；它可能會影響到患者的術後恢復與生活品質，所以每位婦產科醫師都希望能夠找到一個既能把子宮頸癌病灶完全切除，又能盡量保存術後膀胱功能的手術方法。

　　由於子宮頸癌根除手術術後的膀胱尿道功能失調有多樣化的表現，因此針對其發生機轉有各種不同的解釋，包括：自律神經受損、組織水腫、組織纖維化等等。目前，仍沒有一個解釋能涵蓋所有的臨床表現，大多數的學者都認為，子宮頸癌根除手術術後的排尿功能障礙，應是由多重因素造成的。

　　由於子宮頸癌根除手術的範圍非常地廣泛，包括根除性子宮切除術與兩側骨盆腔淋巴結摘除，所以很難完全避免掉對骨盆腔神經叢的傷害，而因為膀胱與尿道的功能主要便是經由骨盆腔神經叢來掌管與協調，所以骨盆腔神經叢的傷害會造成各式各樣排尿機能的障礙。

　　骨盆腔神經叢在骨盆腔內匯集了薦髓分出的副交感神經與胸腰髓分出的交感神經，神經纖維的分布廣泛，主要位於闊韌帶（broad ligament）下方、主韌帶（cardinal ligament）與陰道上部的後半側；在施行子宮頸癌根除手術時，如清除掉較多的子宮頸旁或陰道旁組織時，很容易傷害到副交感神經；另外在施行兩側骨盆腔淋巴結廓清術時，交感神經也很容易受到傷害。不同部位與程度的神經傷害，即會造成排尿功能障礙的不同表現。

> **病　例**　　**根除性骨盆腔術後**
>
> 　　四十二歲的林太太被醫師診斷爲子宮頸第Ib$_1$期，醫師建議她接受子宮頸癌根除手術，但是林太太卻猶豫不決；因爲醫生告訴她，手術後可能會有解尿的問題，因此必須接受膀胱訓練。

病症說明

　　子宮頸癌患者在接受子宮頸癌根除手術後可能會有頻尿、解尿困

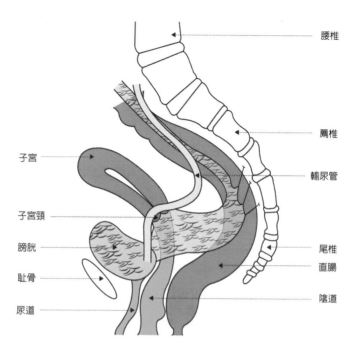

■ 圖中蜘蛛網狀般的構造為骨盆腔神經叢，骨盆腔神經叢在骨盆腔內匯集了薦
　髓分出來的副交感神經與胸腰髓分出的交感神經，其神經纖維的分布廣泛，
　在女性主要位於闊韌帶下方、主韌帶與陰道上部的後半側，而有神經分布到
　膀胱及直腸，對於膀胱、直腸的感覺與運動功能占有極重要的影響。

難，甚至於尿失禁等症狀。在尿路動力學的檢查方面，膀胱的餘尿量在術
後初期都會增加，膀胱的適應性（compliance）無論在術後的短期或長期
間都會變低，膀胱的感覺在術後初期會變遲鈍，導致膀胱的容量增加。

　　在尿道壓力方面，術後初期的有效尿道長度（functional urethral
length）會減少，但會逐漸恢復正常，而最大尿道閉鎖壓（maximal
urethral closure pressure）會呈現下降的趨勢；有些患者日後會出現滿
溢性尿失禁、應力性尿失禁等尿動力學的表現。

臨床診斷

　　對於子宮頸癌根除手術術後出現排尿困難的患者，首先必須評估餘
尿多少與排尿困難的程度，殘餘尿量可以藉由單次導尿或超音波掃描來
得知。殘餘尿量的測定十分重要，因為大量的殘餘尿量表示排尿功能眞

的很差，可能有膀胱感染，甚至發生上行性腎盂腎炎的危險。

　　至於排尿困難的程度最好能夠利用尿動力學的檢查來評估，尿動力學的檢查可以得知患者的尿流速、膀胱容量與感覺、膀胱張力、解尿形態、使用腹壓的情形及最大尿道閉鎖壓等等。

　　對於子宮頸癌根除手術術後出現尿失禁症狀的患者，首先必須根據臨床表現與尿動力學檢查來判斷是屬於哪種形式的尿失禁，最常見的有滿溢性尿失禁和應力性尿失禁，處理時最好也把膀胱的張力列入考慮。

治療方法

　　如果患者的膀胱張力不足或低下，可以教導利用腹壓定時去解尿，必要時給予一些藥物輔助（如：urecholine提高膀胱張力，或baclofen、phenoxybenzamine降低尿道壓力）；嚴重的患者可以教導自我導尿。

　　如果患者的膀胱張力偏高，要小心可能對腎臟造成的傷害，膀胱訓練對腎功能具有潛在的危險性，若患者的膀胱適應性很低，或已產生腎水腫甚至反覆的腎盂腎炎的時候，自我導尿應該是比較好的治療方法。

　　滿溢性尿失禁的患者，若同時有膀胱張力過高的情形，最好的治療應為自我導尿；若沒有膀胱張力偏高的現象，可以藉著膀胱訓練與腹壓訓練，加上定時解尿來減少尿失禁的產生。

　　應力性尿失禁的患者，若同時有膀胱張力過高的情形，不宜貿然進行尿失禁矯正手術，以免因為尿道阻力增加，發生解尿困難的情形，而逆流上行影響到腎臟的功能。

　　若沒有膀胱張力偏高的現象，而尿失禁的程度僅為中度以下的話，可採取保守療法，如果尿失禁的狀況十分嚴重的時候，必須告知患者手術後可能會引起短期的解尿困難，須先學會自我導尿，再進行「尿道中段低張力吊帶」尿失禁矯正手術。

結論

　　子宮頸癌根除術後可能必須輔以腹壓解尿或者自我導尿，一方面改善患者因尿失禁而破壞的生活品質，另一方面可利用其排空膀胱尿液，在矯正了尿失禁之後，患者必須定期接受排尿功能與腎臟功能的評估及追蹤。

放射線治療對下泌尿道的傷害主要是造成細胞的壞死，這會吸引體內的免疫細胞，如吞噬細胞（phagocytes）與白血球（polymorphonucleated cells）前來清除這些受傷的細胞，這種免疫反應會侵蝕膀胱的支持組織，最後會導致膀胱間質纖維化（interstitial fibrosis）與血管內皮（vascular endothelium）傷害。

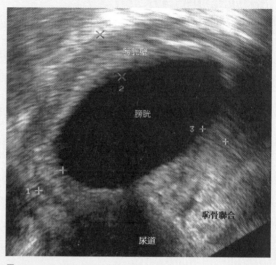

■ 放射線治療術後超音波發現膀胱壁均勻變厚。

放射線對下泌尿道有短期與長期的影響，短期作用為放射線膀胱炎（radiation cystitis），長期併發症為廔管（fistula）、出血性膀胱炎（hemorrhagic cystitis）或膀胱潰瘍（bladder ulcer），超音波可發現膀胱壁均勻變厚。

放射線治療也會對膀胱或尿道功能造成影響，短期的影響包括：膀胱彈性（compliance）下降、尿流速（peak flow rate）下降與膀胱容量（主要是cystometric capacity）下降；長期追蹤曾接受過放射線治療的患者，發現45 %的人有尿急的症狀，甚至出現急迫性尿失禁、35%的人出現頻尿或夜尿的症狀。

在尿動力學的檢查方面，發現膀胱容量（bladder capacity）下降、膀胱感覺（主要是first desire to void）下降、膀胱壓力（bladder filling pressures）上升、膀胱彈性（compliance）下降、尿道閉鎖壓（urethral closure pressure）下降、與尿道功能長度（functional urethral length）下降。

應力性尿失禁也可能在接受放射線治療之後發生，這可能是由於膀胱頸纖維化而毀損其功能，尿道黏膜受傷而無法維持其閉鎖壓，甚至是神經受到損傷所致，由於放射線術後導致應力性尿失禁的成因複雜，而且必須排除廔管的存在，所以必須詳細評估，才能避免因為治療，造成患者下泌尿道的第二度傷害。

3-13 解尿困難

解尿困難的病因種類繁多，包括：生殖道脫垂、尿道萎縮性病變、先前的根除性骨盆腔手術、後屈的子宮或骨盆腔腫瘤的嵌塞、神經病變、藥物、急性發炎、阻塞、內分泌失調、膀胱過漲、心因性、醫源性、尿道外括約肌未能鬆弛、逼尿肌肌肉病變及非特異性等等。

病例一　骨盆腔脫垂造成解尿困難

七十八歲的黃女士，主訴小便困難，這種情形隨著陰道突出物的加重而更明顯。骨盆腔內診發現有第四度膀胱脫垂，尿動力學檢查尿流速減緩且殘餘尿量高（200cc），尿液分析發現有感染情形。

病例二　尿道黏膜脫垂造成解尿困難

五十二歲婦女在解小便時覺得有東西排出，從此造成自覺有解尿困難的情形。骨盆腔內診發現尿道黏膜脫垂，這是造成解尿困難的原因。

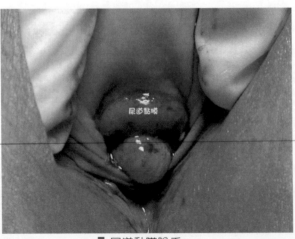

尿道黏膜脫垂。

症狀說明

　　解尿的遲疑性（非立即而需一段時間才能解小便）、解不乾淨、解尿後立即需再解尿、需用力解尿、尿流速遲緩、殘餘尿量高等，皆是解尿困難的相關症狀。但是解尿困難的症狀非常不可靠，需要由尿動力學來區分是否有病理性病變的存在，以診斷是否真的為解尿困難。

臨床診斷

　　先排除是否有尿路生殖系統的脫垂或腫瘤、壓迫性骨盆腔腫瘤及膀胱過漲的情形。

　　再來會先做自發性尿流速分析。如果尿流速遲緩且又有高殘餘尿量，則表示解尿困難為病態性的原因所造成；反之便不是病態性的原因，可能是短暫性身心的影響。

　　接著會做解尿期膀胱壓力圖，來尋找出致病原因。

⊙尿動力學診斷數據

　　A.尿流速圖：

1.依照利物卜女性解尿流速分布圖（Liverpool normogram chart for women），最高尿流速MFR小於10個百分位點（10th percentile）。有些學者以六十歲及以下婦女最高尿流速小於15 ml/s或六十歲以上婦女最高流速小於10 ml/s為標準。

2.高殘餘尿量：

　　a.殘餘尿量（Residual urine,RU）　> 30 ml（於解尿1分鐘後使用ultrasound測量）

妳一定要知道

造成解尿困難的藥物

＊三環抗鬱劑tricyclic antidepressants
＊抗膽鹼藥物 anticholinergic agents
＊蕈毒鹼劑adrenergic agents

＊神經節阻滯藥ganglion blocking agents
＊硬脊膜外腔麻醉 epidural anesthesia

b.殘餘尿量RU > 50 ml（於解尿5分鐘後用導尿測量）

c.殘餘尿量RU > 100 ml（單次導尿）

B.解尿期膀胱壓力圖Voiding cystometry (Pressure-flow study)：
區分膀胱收縮無力或膀胱出口阻塞。

利用尿流速圖的分析，才能確定解尿異常是否為解尿困難的症狀有病態性的因素；此外，還需再做解尿期膀胱壓力圖的檢查來區分病因，如下表格各種情況與尿動力學間的關係：

情況	尿動力學
無症狀解尿困難	阻塞性尿流速圖 膀胱解尿壓力可能上升、正常或下降 高殘餘尿量 大容積的膀胱與低膀胱解尿壓力
有症狀解尿困難	尿流速小於15 ml/s 膀胱解尿壓力高於50 cm H_2O 高殘餘尿量
急性尿滯留	高殘餘尿量
慢性尿滯留	尿流速小於15 ml/s 高殘餘尿量 膀胱解尿壓力可能上升或下降
慢性尿滯留合併急性發作	高殘餘尿量

治療方法

1.若有骨盆脫垂，先矯正脫垂，看殘餘尿量是否能改善；若有尿道阻塞或狹窄，則施行尿道擴張手術。

2.持續性高殘餘尿量需由自我導尿方式來解決。

3.對脊髓受損之患者，給予長期尿路感染預防藥物cephalothin（Keflex）、trimethoprim（Triprim）、nitrofuratoin（Macrodantin），再加上早晨服用蔓越莓藥片（cranberry）。

專業知識 ⋯⋯

尿動力學上的相關發現

1. 尿流速減緩合併不穩定性膀胱等症狀，常發生在老年婦女身上。

2. 有敏感性、急迫性的患者，其尿流速因膀胱容積小，會有邊緣性的低尿流速減少。

3. 先前是否有做過子宮切除與殘餘尿量較無關，但與尿流速有關。

4. 若於解尿期膀胱壓力圖發現：

    A. 最高流速時逼尿肌的壓力小於20cmH$_2$O →為低壓力解尿。

    B. 最高流速時逼尿肌的壓力高於50cmH$_2$O合併有尿流速減少小於10th百分位點及高殘餘尿量 → 膀胱出口阻塞。

重度的脫垂患者（第三或第四級）發生解尿困難的原因

　　約有60～80%中等程度的泌尿生殖道脫垂（第二級）的患者有尿失禁的情形，不過重度的脫垂患者（第三或第四級）不但不會發生尿失禁，反而有解尿困難的情形。其致病的病理生理機轉為：1.尿道凹折（kinking）；2.嚴重膀胱下垂抵消腹壓，造成解尿困難；3.尿道遭受其後由上往下的骨盆臟器脫垂所壓迫。

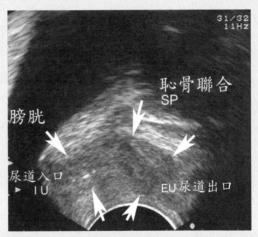

■ 重度膀胱下垂在腹壓上升時，膀胱往下脫垂，造成尿道凹折（前頭指處）。

發生尿滯留的情形

隱藏性脊髓下裂（spinal bifida occulta）

為先天性神經系統畸形，主要是脊髓弓（vertebral arch）癒合異常，多發生在腰薦髓（占47%）。因薦髓受侵犯常引起患者排尿及排便功能異常，有時還會造成下肢運動功能變差。患者在腰薦部位出現皮膚凹陷、毛叢、血管瘤或軟組織。

大部分患者在成長過程有脊髓受牽扯之情形，使得脊髓錐形端在脊髓生長過程中，因受拉扯引起缺血、缺氧等發育不良的情形，造成大小便異常。尿路動力學檢查呈現：逼尿肌與括約肌失調、逼尿肌反射可能消失或減弱（占74%）等。

利用外科手術減輕脊髓的牽扯是這類患者的主要治療方法。

病毒性薦髓脊髓神經炎

因病毒感染，如帶狀皰疹、巨細胞病毒、單純皰診、EB濾過性病毒、愛滋病毒等，引起薦髓、薦髓神經節或神經根的發炎反應，所導致下泌尿道功能異常。

患者多數在急性尿滯留前出現感冒般的症狀。

病理學檢查發現：局部的皮膚症狀、鞍部及會陰部感覺異常、反射變差、外直腸括約肌收縮力降低，亦可能發生下肢感覺異常，肌肉無力現象。

尿動力學檢查通常呈現低壓性膀胱，部分患者外尿道括約肌肌電圖呈現失神經現象、神經傳導速度減慢或有纖維顫動電位的發生。

帶狀皰疹引起的尿滯留患者大部分是薦髓部皮節受感染，可能會併發出血性膀胱炎。一般而言，大多數病人的膀胱功能會恢復正常，但有少數患者症狀會持續數月之久。

腰椎椎間盤凸出

第四、五腰椎間或第五腰椎與第一薦椎椎間盤凸出之患者，也會發生尿滯留症狀，好發年齡在三十五至四十五歲之間。症狀包括：下背部疼痛、坐骨神經痛、鞍部附近感覺異常、大小便功能異常、下肢無力，甚至癱瘓。

主要診斷工具為電腦斷層、核磁共振或脊髓造影檢查；外科手術為主要的治療方法，預後與發病的時間有關，如果已出現慢性的神經傷害，如鞍部或會陰部

感覺異常，甚至下肢運動功能傷害者，失敗機率較高，急性患者至少1/4可以完全恢復。

假性肌強直

外尿道肌電圖的報告發現，40%呈現複雜的重複減速性發電，這是一種直接肌肉對肌肉的興奮訊息傳導，而非神經活化的傳導。這種現象導致排尿時外尿道肌無法鬆弛，外尿道括約肌的體積與同年齡層正常女性比較，明顯增加。

原發性膀胱頸阻塞

發生機轉仍不明，其可能原因包括膀胱頸纖維化或平滑肌肥大，增加α-1腎上腺素的活化，均造成膀胱出口阻力上升。其治療方法包括：α-1受體之阻斷劑、膀胱頸切開。

精神性尿滯留

常見於曾經遭遇精神或肉體上之傷害，如亂倫、離婚、強暴、外科手術後的年輕女性。病理學及神經學檢查均屬正常，尿動力學檢查呈現無反射性膀胱，且外尿道括約肌活性增加。

一般認為，是患者潛意識下抑制逼尿肌收縮及降低括約肌鬆弛所造成。多數患者在服用抗焦慮與抗抑鬱藥物等治療，再配合膀胱訓練與生理迴饋便可以獲得改善。

3-14 大便失禁

大便失禁是指一個人無法控制排便，時常不自主排出氣體、糞液及糞塊，常見的原因如下：

1. 便秘：慢性便秘可能導致大塊糞便堆積在直腸裡，牽扯直腸內的肌肉造成肌肉功能減弱，水樣的糞便會從硬的糞便旁漏出。慢性便秘也使肛門直腸的神經反應較弱。

2. 腹瀉：固體糞便較稀便容易留在直腸，鬆散的大便可加重大便失禁。

3. 肌肉損傷：大便失禁常常是因為肛門括約肌受到傷害，這種損害可以發生在分娩過程，特別是當會陰切開或使用產鉗的時候。

4. 神經的損傷：如果控制肛門括約肌或意識的神經受損，大便失禁便會出現。糖尿病、多發性硬化症、難產、脊髓損傷和中風都會造成神經受損，導致大便失禁。

5. 直腸儲存功能的損失：正常情況下，直腸會由於大便的堆積而擴張，如果直腸曾創傷或因外科手術、放射治療或炎症性腸病使得直腸壁僵硬，直腸不能任意舒展就會造成過多的糞便外漏。

6. 手術：手術治療痔瘡靜脈，有時會損害到肛門筋膜，造成大便失禁。

7. 直腸癌：肛門和直腸的癌細胞侵入肌肉壁或擾亂神經衝動，可導致大便失禁。

8. 其他情形：如果有直腸脫垂或膨出會造成大便失禁。痔瘡可能阻止肛門的完全封閉而導致大便失禁。

9. 年齡的影響：隨著年齡增加，支持骨盆及肛門的肌肉與韌帶會減弱。

10. 長期濫用瀉藥：靠瀉藥維持規律排便會導致大便失禁。

病例 **大便失禁**

一名三十三歲的婦女因為產程延長，醫師利用真空吸引器把嬰兒從陰道娩生，然而生產完不久這名產婦竟然出現大便失禁的現象。

內診發現會陰傷口癒合良好，外直腸括約肌強度3級，因此教導患者做提肛運動。

臨床診斷

　　1.肛門直腸壓力圖：為功能性檢查，將壓力導管置入肛門直腸內測量肛門直腸內壓，於損傷處可見肛門直腸內壓減少或喪失。

　　2.直腸超音波：為型態學上檢查，把超音波探頭置入肛門直腸內掃描周邊構造，可見構造缺失或異常。

　　3.大腸直腸鏡：為型態學上檢查，將內視鏡置入肛門直腸內觀察肛門直腸內壁構造。

　　4.肛門肌電圖：為電氣生理檢查，利用表面電極或針電極置於肛門括約肌上或插入肛門括約肌內，以測量電氣生理反應，檢查是否有神經或肌肉損傷。

治療方法

　　對某些人而言，手術的矯正為治療大便失禁的根本辦法，如括約肌修補，這是一種修復肛門括約肌受損或功能削弱的手術。首先須找出受損的括約肌，將其邊緣與周圍組織分離，然後將兩側肌肉邊緣以重疊的方式縫合在一起。

3-15 尿道狹窄

造成尿道狹窄可包括下列情形：

1. 尿道的外傷、導尿或手術導致炎症或傷疤組織發生。
2. 淋病尿道感染。
3. 尿道腫瘤。

| 病例 | 尿道狹窄 |

　　黃女士因職業關係而養成憋尿的習慣，這種情況已經有四個月之久，一個月前她發現尿流速變涓涓細流，需用力解尿。

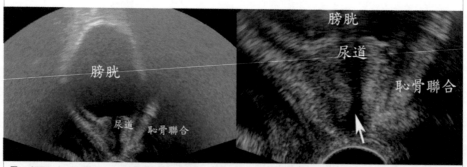

■ （圖一）超音波顯示膀胱脹（左圖）及中段尿道有狹窄的情形（右圖白色箭頭處）。

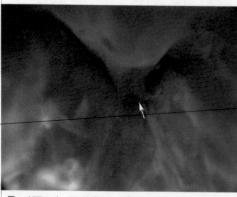

■ （圖二）尿道黏膜沾黏造成的尿道狹窄。

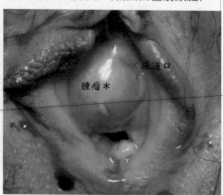

■ 尿道腫瘤壓迫造成尿道狹窄。

尿液常規檢查發現，在高倍顯微鏡下有白血球有五顆、尿液中有細菌存在；超音波顯示膀胱脹及中段尿道有狹窄的情形（圖一）；膀胱尿道鏡檢發現中段尿道有狹窄的情形（圖二）。

　　由於屢次的尿道發炎、潰瘍、尿道組織終被纖維組織取代，疤痕收縮而造成尿道狹窄。

症狀說明

　　尿流速減緩、不完全性的膀胱排空、小便解尿困難、泌尿道感染與血尿。

臨床診斷

　　1.X光攝影：傳統解尿攝影或X光透視膀胱尿道攝影可見有尿道管腔狹窄的情形。

　　2.膀胱尿道鏡：可見有尿道管腔狹窄或尿道沾黏的存在。

　　3.超音波：可見尿道中央低迴音區部分狹窄，而且外圍有高迴音造成的壓迫情形。

治療方法

　　1.需做尿道擴張，尿道全面沾黏者在擴張之後需裝置尿管一個月，並接受雌激素陰道塗抹治療，防止再沾黏復發。

　　2.膀胱尿道鏡切除沾黏。

妳一定要知道

尿道狹窄經過治療後還是容易再復發，所以平時應該多喝水、不憋尿、性行為結束記得要解尿，減少感染的機會，並且定期追蹤檢查，才可避免病症復發。

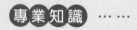

肛門直腸超音波圖像

　　立體超音波會陰掃瞄，可應用在大便失禁與肛門解剖構造上異常的術前診斷及術後追蹤。下圖為掌控大便失禁的各個相關組織示意圖。

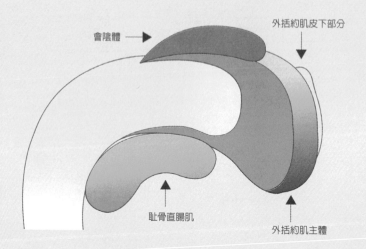

會陰體

外括約肌皮下部分

恥骨直腸肌

外括約肌主體

■ 外括約肌與恥骨直腸肌對於大便失禁的「主動式」控制，具有關鍵性的地位，因此型態學上的檢查是非常重要的。

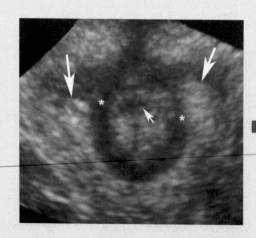

■ 肛門外括約肌斷裂的超音波圖，大的白色箭號指出外括約肌斷裂的地方，*點為內括約肌斷裂處，小白色箭號表示直腸黏膜向缺陷處突出。

第4篇 孕婦與銀髮族 的泌尿診治

4-1 懷孕對骨盆腔的影響

4-2 老化對骨盆腔的影響

4-1 懷孕對骨盆腔的影響

懷孕時母體為了支撐兩個生命，血液體積會較以往膨脹50%，血液體積的膨脹會伴隨著腎絲球血清廓清速率比率上升，導致尿液量的增加。由於懷孕時大量產生黃體素，輸尿管的張力會變低，尿量容積的增加及輸尿管的相對低張力，可造成尿液的停滯。

長達十個月的懷孕期伴隨著逐漸增大的子宮，其重力對骨盆腔壁直接或間接的壓迫，有可能對骨盆腔的神經及肌肉造成傷害；而荷爾蒙因為懷孕的上升亦有可能影響自律神經的功能，如雌激素會加強甲型交感神經的作用，而黃體素則促進乙型交感神經的功能，並且會降低組織上雌激素接受器的濃度。

醫學研究發現，懷孕時發生下段尿路症狀有下列特徵：1.下段尿路症狀於妊娠初期即已發生；2.症狀發生率隨著妊娠週數而上升；3.症狀多為短暫的，僅於妊娠期發生；4.有種族上差異。

孕婦容易罹患的泌尿道疾病

⊙頻尿及夜尿

頻尿可能發生在妊娠六至十二週或於妊娠末期，後者是因為胎頭下降到骨盆腔，壓迫或牽扯到膀胱或尿道、膀胱或尿道黏膜充血或尿液排出增加所造成。而夜尿的主要原因是懷孕時下肢水腫，晚上睡覺時下肢的水分回流，尿液自然增加，就發生夜尿。

懷孕婦女中，60%會有尿急、10%會有急迫性尿失禁、25%有尿流速遲緩，而30%有解尿不乾淨等下段尿路症狀，這些症狀在產褥期間會漸漸緩解，大多會在產後六週後消失，因此懷孕時期的下段尿路症狀皆為短暫性。

⊙水腎症

約有90%的孕婦可見到輕微水腎，通常在第六至第十週開始產生，

而第二十二至二十四週時最嚴重；一般來說，初產婦比多產婦的水腎要來得明顯，右側比左側嚴重（左側因為有乙狀結腸支撐）。

發生的主要原因為：子宮變大、黃體素及人類絨毛膜激素分泌增加、輸尿管張力減弱等有關。另外，子宮及卵巢靜脈充血壓迫輸尿管、尿路感染、膀胱輸尿管尿液逆流、腎絲球體廓清率增加等，造成尿液增加，又來不及排出體外，積存在腎臟中，就會引起水腎症。

水腎症大多無症狀，但有時會引起急性疼痛、尿路阻塞，嚴重時需要裝置輸尿管導管（double-J catheter）。

病例　水腎症

二十八歲婦女懷孕三十二週，因左背陣發性疼痛到院就診。腎臟超音波掃描發現兩側水腎，陰道超音波發現兩側輸尿管的尿液噴出情形良好，推論排尿功能仍然正常，因此暫時不用留置輸尿管導管。

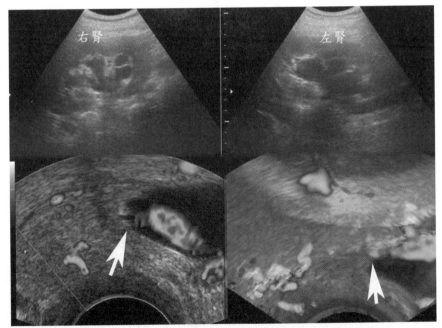

■ 腎臟(上圖)及膀胱(下圖)超音波圖。下圖白色箭頭指的是輸尿管開口。

⊙尿失禁

30~65％的懷孕女性當腹部用力時，尿液會不自主漏出。產生尿失禁有以下的原因：

1.尿液增加：懷孕初期時血漿容積上漲50％，腎絲球廓清速率上升，因此增加尿液製造。

2.解剖構造關係的改變：受子宮壓迫，造成後膀胱、尿道角度改變及筋膜張力的改變，皆可能減弱膀胱頸的支撐結構。

3.荷爾蒙變化：黃體素的增加使雌激素接受器濃度下降，因此改變膀胱頸儲尿功能。

4.逼尿肌不穩定的情形增加，造成尿急及急迫性尿失禁的現象。

此外，約有4％的孕婦在懷孕前即有咳嗽或打噴嚏時不自主的漏尿的情況，於妊娠末期達到最高峰（32％）。

⊙菌尿症

無症狀之菌尿症可發生在3～10％的懷孕婦女身上。菌尿症（bacteriuria）的定義爲連續兩次、無菌收集的首解尿液的菌落數 > 10^5 CFU/ml；非第一次解的尿液的菌落數 > 10^2 CFU/ml；或由恥骨上穿刺或導尿取得的尿液中有單一的致病菌。未治療的孕婦中，有20～40％會變成腎盂腎炎，可能導致母親敗血症及胎兒早產的危險。

引起菌尿症的菌種中，有90％爲桿菌，以大腸桿菌（Escherichia coli）最常見，其他如：Clebsiella sp、Enterobacter sp、Proteus sp、groupd B streptococci、Staphylococcus saprophyticus等，也可能在臨床發現。治療方法應針對致病病菌給予七至十天抗生素藥物，每個月做一次尿液分析監視。

⊙腎盂腎炎

懷孕婦女中1～2％可能發生腎盂腎炎，大多發生在第二及第三妊娠期，2～10％發生在第一妊娠期，10％發生在產後。與懷孕有關的腎盂腎炎大多發生在右側，發生在左側腎臟時，必須小心孕婦泌尿系統之結構異常。

腎盂腎炎的症狀有發燒、心跳加快、腰痛、下段尿路症狀。臨床檢驗可發現尿液中白血球增加、菌尿、尿液中亞硝酸鹽(nitrites)及白血球脂(leukocyte esterase)增加。

對母親的影響：50～60%會引起短暫性的腎功能不全；血液中肌酸酐(Creatinine)上升或腎臟廓清率（CCr）下降>50%；20～30%會演變成菌血症；1～2%會惡化為敗血症；1～2%會因為細菌內毒素的釋放，導致肺微血管受損，產生呼吸窘迫或肺水腫；有20%的人會再次感染；10%的人會變成慢性腎盂腎炎；3000人當中有1人會終身腎損傷。

對胎兒的影響：早產的發生率為20～50%，這是由於細菌釋放細胞壁上的花生四烯酸(arachidonic acid)及前列腺素的關係。

必需住院治療，給予點滴以維持每小時大於60毫升的排尿量、靜脈注射抗生素、維持輸液輸入及體液排出的平衡性、定期監測胎兒與子宮收縮的情況。

⊙解尿困難

解尿困難、尿漲無法排出，而需導尿甚至留置尿管的情形，大多發生在妊娠第十至十六週，這類孕婦女通常在懷孕前有子宮後屈的情形。有15%的婦女在妊娠前三個月時其子宮為後屈的情形，但是後屈的子宮於妊娠三個月末期時，會由骨盆腔位置移動到腹腔，不再造成膀胱壓迫的問題。

但是，若是有先天的子宮異常、骨盆腔沾黏、位在子宮後壁的子宮肌瘤、子宮內膜異位症和骨盆壁有較深的薦椎彎曲及其第一薦椎體有較伸出的薦椎岬等，則會使逐漸長大的後屈子宮卡在骨盆腔裡，無法前進到腹腔；約三千個懷孕婦女中，會有一個發生此種情形。

此時逐漸長大的後屈子宮體會將子宮頸向上、向前推移，而壓迫到膀胱下段接近尿道內出口，造成白天頻尿及夜晚解尿困難的情形。白天因為頻尿而不會有尿液堆積的情形發生；但是，若在晚上睡前攝取較多的水分，則尿液在睡眠時會聚積於膀胱上段膀胱頂的位置，而漸漸堆積形成有如一個水囊，因而壓迫子宮體，間接更加劇膀胱下段受到子宮頸

壓迫的情形，導致尿液無法排出。

通常，婦女在半夜或清晨時因尿漲而下床解尿，卻發現無法排尿，會緊張的以用力憋氣方式增加腹壓，期望能排出尿夜，但事與願違，因仍無法排尿、腹脹而送醫急診。此時由於急性尿液滯留，需經單次導尿或裝置尿管才能舒解。

這種情形需等子宮由骨盆腔脫離到腹腔後才會緩解，約需一至四週的時間，且因人而異。但是若超過四週仍持續此種情形，則表示子宮有可能卡死在骨盆腔裡，需做特殊的處理。在等待的過程，可能需做多次膀胱單次導尿或放置尿管，以防止膀胱過撐造成神經、肌肉損傷，成為永久性病變。

在子宮體轉變位置的期間，會建議下列方法來防止膀胱過撐及避免導尿所造成的膀胱尿道感染：

1.睡前盡可能排空膀胱及不攝取水分；

2.發現尿漲無法排出時，不要拼命用憋氣增加腹壓的方法來協助排空，可用雙手置於下腹兩側擠壓膀胱來協助排尿；

3.若是無法排尿則要立即就醫。大多數的產婦於十六週之後，因子宮體已位移到腹腔，膀胱問題便得到緩解。

病例　解尿困難

二十六歲的初產婦於妊娠十三週時清晨三點到院掛急診，主訴小便解不出來，下腹部非常脹，經尿管導尿流出800cc的尿液。超音波顯示，後屈的子宮子宮，而且頸壓迫到膀胱下段，造成急性尿滯留（圖一）。一星期後追蹤，子宮已脫離骨盆腔朝腹腔發展，解尿困難不再發生。

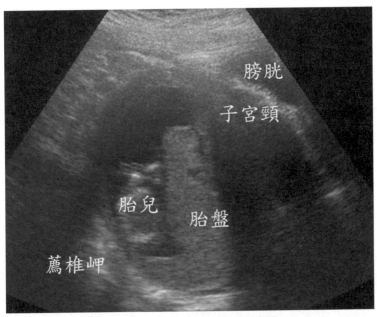

（圖一）初期超音波圖及示意圖。

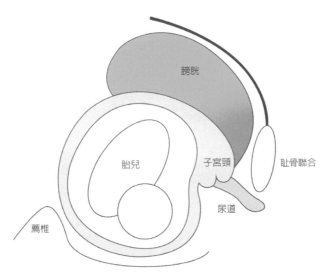

後屈的子宮因胎兒長大，迫使子宮頸往上往前朝恥骨
聯合方向位移，進而壓迫膀胱下段。

⊙尿路結石

約1/1500的發生率，大多發生在第二及第三妊娠期，在第一妊娠期僅4%，左右兩側尿路系統機會均等。治療須依個別情況而定，以保守療法優先，若保守療法失敗時，再依妊娠週數選擇手術性治療。

⊙其他尿路問題

有一些泌尿疾病也是因爲子宮變大所引起，例如：膀胱輸尿管尿液逆流、膀胱內翻、腎靜脈栓塞（會產生蛋白尿水腫、腎功能異常或高血壓）、腎血管性高血壓等。

懷孕期合併有尿路結石，通常以超音波診斷；如合併水腎時，可做經皮膚腎臟造廔術引流，或放置雙 J 型輸尿管導管，待生產完後才進一步治療。

懷孕時尿路感染的症狀也會出現尿急、頻尿的現象，不可以爲是自然現象而忽視它；如果造成急性腎盂腎炎，發生流產、早產的比例也會提高。

醫師叮嚀

若是在懷孕中期或第三妊娠期發生頻尿，勿掉以輕心，以為是懷孕生理所致，應該做尿液分析，排除尿路感染的可能，切記！

專業知識 ‧‧‧‧‧‧

懷孕時臨床症狀的醫學研究

Beck等人對99位尿失禁患者的訪談，發現尿失禁多於第一妊娠期即已產生，隨著妊娠週數增加，發生率也上升，而於下次懷孕更嚴重。

Stanton等人的研究顯示，懷孕期應力性及急迫性尿失禁的發生率會隨懷孕週期上升，解尿遲緩的情形則下降，此種情形並不因「胎兒先露部位」（presenting part）是否下降有所關聯。

除了頻尿及尿失禁之外，懷孕婦女中60%會有尿急、10%會有急迫性尿失禁、25%有尿流速遲緩，而30%有解尿不乾淨等下段尿路症狀。

　　Viktrup等人對初產婦的研究，顯示有4%的孕婦在懷孕前即有應力性尿失禁，於妊娠末期達到最高峰32%，於產褥期下降為19%，因此認為懷孕時期的諸項因子皆為短暫性。

　　Chiarelli等人在304位婦女於產後詢問懷孕最後一個月時是否有尿失禁，64%顯示有尿失禁的情形，若前胎為一般生產則機率增加為4倍，而若前胎為產鉗生產則發生尿失禁的機率增加為10倍。

　　對不同種族族群的研究顯示，白種人較黑種人於懷孕時期易有尿失禁，Burgio等人推論可能是骨盆腔構造上的差異造成。

　　Chaliha等人研究發現懷孕時有9.4%初產婦有大便急迫性（未懷孕時為1%），7.0%有大便失禁的情形（未懷孕時為1.4%）。

　　Sampselle CM等人發現懷孕時期做骨盆腔肌肉運動，可減少懷孕時期尿失禁的症狀。

懷孕婦女產生尿失禁的致病原理

　　1.懷孕時荷爾蒙會有很大的改變，造成神經支配、接受器濃度及對自律神經刺激的反應及適應性有所改變。而膀胱頸及尿道受甲型交感神經刺激，會產生適應性及延遲反應，而此可能為懷孕時期造成尿失禁的因素。

　　2.懷孕時，尿道、膀胱頸的高移動性，會導致尿失禁的產生。產後發生尿失禁的初產婦，其產前膀胱頸的移動程度，較產後不發生尿失禁的初產婦，其產前膀胱頸移動程度為大，這就顯示，體質上的危險因子可能造成產後的尿失禁。

　　3.懷孕八週後增大的子宮會干擾提肛肌的肌電及功能的活動情形，此種情形在有多次生產的婦人身上更為明顯，認為重量增加的子宮會壓迫提肛肌，導致其肌電活動力減少，因此造成懷孕時期發生尿失禁。

4-2 老化對骨盆腔的影響

老年婦女約1/3有泌尿生殖系統方面的問題，包括：尿失禁、膀胱炎、反覆性的尿道感染及解尿困難。

解尿困難或尿滯留的病因林林總總。控制解尿中樞的神經系統隨年紀逐漸退化，中樞的協調功能喪失，使得老人解尿的控制出了問題，而中風或腦部受傷會使情形更會加嚴重。

停經後婦女在尿道旁組織的膠原濃度，約為停經前婦女的兩倍，膠原纖維的組成在停經後也轉變成較密的相互連結，造成尿道狹窄及逼尿肌功能降低而導致解尿困難。此外，骨盆腔鬆弛隨老化而加重，骨盆腔壁及其臟器的脫垂可能導致尿道受壓迫、尿道凹折及下垂的膀胱脫垂抵銷膀胱內壓力傳導，導致解尿困難或尿滯留。

骨盆腔脫垂的情形需經骨盆腔壁重建手術來矯正。荷爾蒙補充治療會降低尿道周邊膠原濃度，降低其連結的密度，緩解尿道狹窄的情形。給予荷爾蒙補充後，會使膀胱及尿道感染的機會降低；但是，最近大規模的研究顯示，荷爾蒙的補充對停經後尿失禁的情形，不會有改善反而可能加劇。

若是膀胱功能已受損，無法順利排空膀胱尿液，則需學會自我導尿以防止尿路感染造成腎臟發炎，否則可能會有生命上的危險。自我導尿可免去長期攜帶導尿管的煩惱，也可保護患者膀胱和腎臟的功能，幾乎在經過教導和練習之後都能輕易完成。

首先利用鏡子了解會陰、尿道等基本構造，當熟悉所有步驟後，便可以試著不用鏡子，便能自我導尿，將來即使出門在外，也可以隨時找到盥洗室來操作。

一天至少導尿四次以上，約每六個小時一次及睡前一次。自行導尿時，使用一種矽膠質的清潔導尿管，以水或潤滑膠潤滑後，由尿道口緩緩將導尿管放入膀胱，以排出尿液。

注意尿液的顏色，如有混濁、血尿或有任何刺鼻臭味時，這時便要做尿液檢查。如果小便出現一些白色漂浮物或細碎渣，經常是尿中結晶體所形成的，只要多喝開水或攝取液體即可獲得改善。勿讓膀胱尿液超過400cc以上。

女性荷爾蒙（雌激素）減少的影響

　　1.尿道上皮變薄，抵抗力減弱，容易導致尿路感染。

　　2.膀胱逼尿肌不自主收縮的頻率增加，但收縮力減少。

　　3.尿道閉合的情形不若年輕時代完美。

　　4.骨盆肌對膀胱的支撐力量逐漸減弱。

頻尿的現象

　　停經後，婦女因長期缺乏荷爾蒙，造成泌尿道上皮及陰道壁的萎縮，使得六十五歲以上的婦女，有一半以上有尿急和頻尿的困擾。

尿失禁的現象

　　婦女維持禁尿或控制不漏尿的機制，主要是靠尿道壁的平滑肌及其周圍的橫膈肌、尿道壁的彈性、尿道黏膜及黏膜下血管欉的力量，將尿道封閉起來而使尿液能不漏出。

　　停經後，荷爾蒙缺乏會使骨盆腔肌肉力量變弱、尿道和陰道的黏膜萎縮、尿道黏膜下血管欉變薄，使得封閉尿道的力量相對減弱；此外，荷爾蒙的缺乏也會使尿道與膀胱交接處的神經接受體功能減弱，降低尿道的閉鎖壓力。

　　這些因素相互加成就無法抵抗因為咳嗽、打噴嚏、跳躍等突然增加的腹部壓力和膀胱內的壓力，因而產生尿失禁的現象。

　　黏膜的萎縮也會使膀胱和尿道內的感覺神經更容易讓膀胱受到刺激，而產生過度敏感或過度收縮，導致頻尿和尿急等症狀。

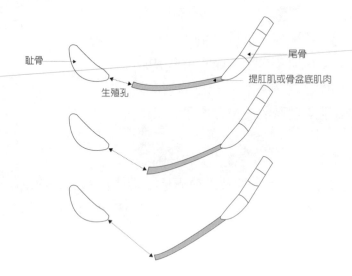

耻骨　　　　　　　　　　　　　　　尾骨

生殖孔　　　　　　　　　　　提肛肌或骨盆底肌肉

■ 骨盆底鬆弛就像彈性疲乏的橡皮筋。骨盆底的肌肉筋脈會因生產、老化造成損
傷而無法維持原有的張力與彈性，就像長期牽扯的橡皮筋會喪失其原先的韌性
與張力，而導致生殖孔（有尿道、陰道及直腸通過）距離加大（箭頭處），骨
盆內腔的臟器如膀胱、子宮及直腸因此膨出或脫垂且功能失常（尿失禁）。

陰道症狀

　　生殖道老化的症狀包括：陰道乾燥、性行為不舒服及反覆性的陰道
炎。陰道的酸性環境由乳酸桿菌來維持，因為老化而逐漸被其他會造成
感染的菌種所取代，陰道的酸鹼值從4慢慢變成6～7。

　　大約有30～40%停經而未接受荷爾蒙補充的婦女有泌尿問題，而性
功能方面的問題包括：陰道乾燥與性行為不舒服等，七十五歲的婦女
約2/3有此方面問題。

　　陰道方面的症狀通常最早的表現是乾燥感，由於腺體退化而使黏膜
變薄，導致容易感染或是性行為困難、點狀出血、外陰和陰道的搔癢及
刺痛感的症狀。

　　陰道菌種的改變使得一些致病菌可以在此孳生，造成有症狀或是無

症狀的菌尿症，或是反覆性的膀胱炎。當情形嚴重時，會出現尿急、於急迫性尿失禁等症狀，甚至出現不自覺的漏尿情形。

治療方法

停經後補充女性荷爾蒙，對於停經後陰道和陰唇乾澀、搔癢等不適的症狀亦有很明顯的治療效果，給予荷爾蒙的補充後，會使膀胱尿道等感染的機會降低。

女性荷爾蒙的缺乏與泌尿的感覺症狀較具相關性，如夜尿、急迫尿及解尿疼痛等情形；但是對於尿失禁的效果而言，則相對較不顯著。

女性荷爾蒙是用來治療這些問題的第一線用藥，使用低劑量的女性荷爾蒙，且不需要同時給予黃體素時，建議劑量只要8~10pg就足夠，會對泌尿道有顯著的效果，卻不會影響到內分泌的指數：性荷爾蒙指標、性荷爾蒙結合蛋白、促性腺激素值、脂肪代謝指數（如三酸甘油酯）。

下泌尿道感染明顯減少，乳酸菌種的回復也可能是重要的原因。若從陰道給藥，在三至四週之內，女性荷爾蒙劑量造成全身性的影響是可以被忽略的。

服用低劑量女性荷爾蒙對骨質方面有正面影響，但對心血管方面的影響則還有待評估；此外，長期使用對於乳癌的發生率也還尚未有定論。

女性荷爾蒙的作用也可藉由與其他藥物的相互作用來完成，像是可以增強甲型腎上腺接受器與鈣離子阻斷劑的作用。

女性荷爾蒙也可促進陰道及膀胱尿道的局部血流循環，若能配合凱

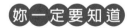

妳一定要知道

目前醫學文獻報告指出，口服女性荷爾蒙（雌激素）對於停經後婦女之應力性尿失禁並無任何助益。

第5篇 手術治療法

5-1 手術前後的準備

　　骨盆底整型重建手術，若術前沒有做全盤解剖考量，僅做功能性矯正，很可能造成手術後的「代償性異常」（compensatory abnormality），也就是在手術後引發其他部位下垂，或沒有同時矯正其他部位，讓鬆弛更加嚴重，所以手術前的「整體考量」是非常重要的。

術前必須考量

　　術前的考量因素包括：尿失禁的嚴重程度是否該接受手術或物理治療、前陰道壁的脫垂情況是否已影響到患者日常生活而需同時矯正、是否有其他部位的骨盆腔鬆弛及臟器脫垂、是否有逼尿肌不穩定的情況、手術後是否能確實改善、是否有內科疾病而不適合手術、該選擇何種骨盆腔鬆弛手術等等。

術中必須考量

　　這部分的考量有：如何防止術後脫垂的再發生、是否該採用人工合成物來修補骨盆壁鬆弛的缺陷、是否該縮窄生殖孔（levator hiatus）、是否需要回復近端陰道的水平位置，以防止陰道頂或子宮的再度下垂等等。

手術前後護理

⊙手術前一日的準備

　　1.常規血液、生化功能檢查、心電圖、X-ray：先確定基本生理狀況是否正常，為開刀做好萬全的準備。

　　2.填妥手術及麻醉同意書：確認並了解自己的狀況及所需執行的手術方式。

　　3.皮膚準備：避免術後傷口感染。

　　4.去除身上的飾物：減少因金屬飾物所引起的導電危險及活動假牙

引發的呼吸道阻塞,並避免貴重物品的破損及遺失。

5.去除口紅、指甲油及修剪指甲:在開刀的過程中必須藉由唇、指甲來觀察血液循環的情形,而修剪指甲則是爲了避免因麻醉後意識不清,抓傷自己及工作人員。

6.午夜12點禁食(包括開水):防止手術後嘔吐,造成呼吸道異物吸入或阻塞等危險。

7.衣服反穿及不必穿著內衣褲:便於手術時手術部位的消毒。

8.避免手術後發生合併症,會教導下列運動:a翻身方法;b下床方法;c有效深呼吸及咳嗽方法

⊙手術當天的準備

1.灌腸:目的在清除腸道,避免排泄物污染手術過程。

2.注射點滴:主要補充體液,並維持靜脈輸液,維持手術所需。

3.排空膀胱。

4.一切備妥送至開刀房。

5. 手術完成時裝置恥骨上尿管。

⊙手術後的注意事項

1.有些手術須禁食,直到排氣。

2.噁心、嘔吐:因麻醉所引起的正常現象,若持續嘔吐未改善,可服用止吐劑。

3.傷口疼痛:可服用止痛劑。

4.有些手術會在陰道內留置紗布一天:目的在壓迫止血,尤其是包含前後陰道壁修補的手術。

5.尿管留置一～二天後,若沒有血尿發生,則可移除經尿道的尿管,此時若有恥骨上的引流管則需保留;在可以下床、開始走動時,就自解小便以測量餘尿,當自解尿量與殘餘尿量的比值>2:1,且殘餘尿量或導出尿量爲<100cc,則可結束膀胱訓練,移除恥骨上的引流管(測量記錄可使用「附錄五:膀胱手術後測量用單張」)。

6.通常不需要利用夾住、釋放（clamp-release）尿管的方法，以訓練膀胱的感覺功能。

7.建議使用「雙次解」的方式（覺得解完小便後站起來再坐回去），如此才能將膀胱盡可能排空乾淨。

8.若只接受「經閉孔低張力中段尿道吊帶懸吊」，手術後隔天沒出現血尿的話，即可拔除尿管，開始解小便。但若合併接受「後陰道壁修補手術」，尤其是提肛肌有做摺疊手術，尿管需在手術後第二至三天才能拔除；因為提肛肌摺疊手術會使提肛肌痙攣，產生反射性動作，進而抑制逼尿肌收縮，所以過早拔除尿管，逼尿肌可能無法收縮，會造成尿液滯留。

膀胱訓練護理指導

1.手術後能下床就開始做膀胱解尿記錄。起床後將尿管以兩條橡皮筋緊緊纏繞，讓小便無法流入尿袋內，並將原先尿袋內的小便倒空。

2.橡皮筋將尿管綁緊，這樣膀胱才會脹、有解尿感。

3.開始攝取水分（果汁、運動飲料、開水、茶皆可），須每兩小時至少飲用200cc以上，但不需一次喝完，請記錄在「喝水量」那一格。

4.若是覺得膀胱脹有尿液感，開始解尿在便盆上（不要解在馬桶內，因為要記錄解尿量），解完後記錄解出來之量。記錄每次自解小便與引流到尿袋中之小便，分別紀錄在「解尿量」及「膀胱流量」（自解小便時請採「雙次解」解尿方法＝每次解尿後站起來後再坐回去再解一次，兩次小便可核算一次）。

5.在手術後，對尿脹的感覺可能不會像手術前那麼敏感，所以必須最遲四小時就要去上廁所，以免膀胱過脹，而影響膀胱功能的恢復。若是四小時內無尿液感也要嘗試解尿，以避免膀胱過撐，若有解不出小便之情形，請通知護理人員。

6.剛開始可能不好解，若是坐十分鐘仍解不出，可用雙手在下腹兩旁搓揉協助解尿。

7.十五分鐘仍解不出請不要擔心，可能是膀胱尚未適應，請直接鬆

綁橡皮筋讓尿液流出 。

8.若是能解尿，解完後請鬆綁橡皮筋讓尿管通暢十五分鐘，將膀胱內可能殘餘之尿液排空並記錄下來。

9.晚上睡前務必將橡皮筋鬆綁，以避免膀胱由於白天的多喝水，於夜晚因睡著沒去解尿而將膀胱撐壞，至於中午午睡並不須鬆綁。

10.由於解尿是一項非常隱私的事情，所有的記錄事情會希望由患者自行記錄，不要經由護士小姐，這樣才不會有心理壓力造成解尿不順。

11.若是在住院期間內，仍無法得到滿意的膀胱功能，會建議回家，或許會得到更好的效果（家裡的環境較為熟悉，比較不會有心理壓力！）。

12.尿管拔除時，表示訓練成果頗佳，但仍需做最後的加油與奮鬥，此時妳應每三～四小時解尿一次，並加強「雙次解」解尿方式及凱格爾運動。

出院後的注意事項

1.手術後部分患者初期會發生排尿困難或餘尿增加的現象，幾天後大部分病患其膀胱功能會漸漸恢復而可排尿自如；若是未能恢復，需要施以間歇性自行導尿。

2.對更年期以後婦女繼續補充女性荷爾蒙，能改善其下段尿路系統的萎縮退化情形。

3.避免膀胱積尿過多，勿一次飲用太多水，每一至二小時應將膀胱內尿液排空。

4.避免抬重物、劇烈運動或大笑，如有感冒咳嗽或肺部疾病時應及早診治。

5.手術後三個月內盡量減少咳嗽或提重物（五公斤以上），以免縫線鬆弛或斷裂。

6.建議使用「雙次解」的方式（覺得解完小便後站起來再坐回去），如此才能將膀胱盡可能排空乾淨。

手術治療法

7.對低張力中段尿道吊帶懸吊之患者，術後三個月內不可提重物，至少一個月以上不可同房、泡澡和游泳。

Crede maneuver

患者若術後發生解尿困難該如何處置？

1.改變解尿的機轉，不可在解尿時關閉聲門增加腹壓來期望可以幫忙膀胱解尿，會得到相反的效果；可以做Crede Maneuver（於下腹部兩旁搓壓迫膀胱促進排空尿液）。

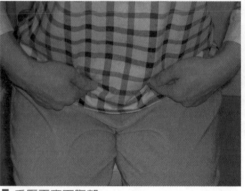
■ 手壓兩旁下腹部

2.改變解尿時位置：解尿時馬桶不要坐滿，坐在前緣將身體前傾或後屈看能否順利解出。

3.請注意術後小便時與往常不一樣，小便的方向會朝一邊及向下，非如同往常是向前。

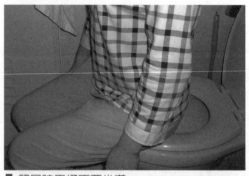
■ 解尿時馬桶不要坐滿

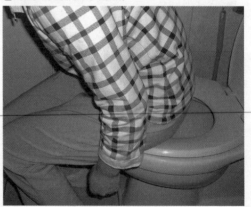
■ 坐在前緣將身體前傾或後屈

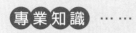

但也有不同的意見，認為尿失禁手術後解尿功能的影響因子與手術的方法、術後膀胱炎的發生有關；但與術前解尿機轉無關。〔參考文獻：Determinants of voiding after three types of incontinence surgery: a multivariable analysis. Obstet Gynecol 2001;97:86-91.〕

妳一定要知道

哪些患者仍易術後發生解尿困難：

1.術前有解尿困難的症狀。

2.尿動力學檢查發現其最高尿流速值（MFR）< 15 ml/s（Stanton）。

3.解尿時逼尿肌收縮力（P_{det}）< 15 cmH2O 或使用腹壓來協助解小便。

手術治療法

5-2 骨盆腔鬆弛的手術療法

在進行「骨盆腔重建手術」前，須評估、分析骨盆腔位於不同位置的解剖構造，針對其解剖構造上的缺陷（醫學專有名詞常用 site-specific analysis），擬定修補計畫。因為子宮下垂不單僅只有這個問題，90%還合併有膀胱下垂或及直腸膨出（rectocele）的情形，所以手術前應該做全盤性的考量，務求做一次手術就能矯正所有已發生的缺陷，並同時預防手術後可能繼續發生的缺陷。

有第二度以上子宮脫垂的病患，在進行陰道前後壁的修補前，通常必須先做陰道式子宮切除術，否則修復好的前後陰道壁會因為鬆弛子宮的重力拉扯，導致骨盆脫垂的復發。

一般骨盆重建手術的時機應選擇不需要再生育子女的時候，除非情況已經十分嚴重，以至於妨礙了日常生活，才考慮先動手術。而手術後若想要再生小孩就必須採取剖腹生產的方式，因為若以陰道生產極有可能導致之前的手術失敗。

然而，骨盆腔重建手術後骨盆脫垂的復發機率偏高，一直是婦女泌尿界亟欲解決的問題。現今婦女的壽命普遍延長，本身的組織隨著年紀增長而逐漸虛退，不足以支撐骨盆是一項原因，也就是說，老舊的組織即使經過修剪縫合，仍然經不起時間的考驗。因此，如何讓組織新生或者引進新的材質作為女性骨盆壁修補的支撐，是近代婦女泌尿領域的發展方向之一。

人造韌帶～網狀物

網狀物的廣泛應用，可說是近代婦女泌尿學的里程碑之一。近來醫學界發現，單股、大孔的網狀物可以有效彌補骨盆鬆弛患者的缺損組織，尤其是「多聚丙烯」（polypropylene）這種材料很容易與人體組織結合，是目前公認最適合的支撐材料。此種材質具有輕便柔軟、低感染與魔術沾的特性，它獨特的設計，使其靈活度比一般標準的網狀物多出70%，其特殊的編織方式，可讓醫師輕易地根據患者的脫垂部位，把它裁剪成不同的大小與形狀，也不會把網狀物打散。

此外，網狀物植入人體後，會引發纖維母細胞浸潤、血管新生和纖維素再生等作用，有如在「鋼筋骨架」上再灌入水泥一般，形成有效而穩定的人造韌帶，因此可提供永久的支撐，目前已廣泛應用於膀胱脫垂、直腸脫垂和陰道頂脫垂的懸吊手術中。

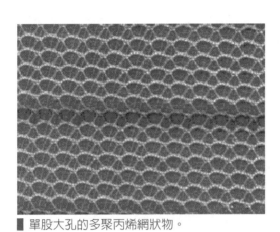

▌ 單股大孔的多聚丙烯網狀物。

妳一定要知道

人工網狀物裸露下的副作用？

儘管目前使用的人造網狀物材質容易被人體吸收，然而還是有極少數的人(< 4%)會發生癒合不良的情況；例如：網狀物裸露的時候會造成陰道分泌物增加、陰道出血或尿路發炎的情況。

處理的方法是使用雌激素藥膏，一段時間後觀察陰道表皮是否能重新癒合，若是不能則傷口需清創，並重新修補陰道黏膜。

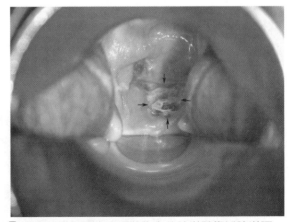

▌ 臨床檢查發現人工網狀物在後陰道壁靠近陰道頂之處有裸漏情形。

前陰道壁修補（Anterior Colporrhaphy）

「前陰道壁修補手術」通常運用在膀胱脫垂上。膀胱脫垂有兩種形式，最常見的為支撐膀胱的陰道側壁，其附著在骨盆側壁的筋膜鞘膜發生缺損，即側壁缺損。

對於沒有合併尿失禁的病人，手術的方式是針對這個地方做修補，一般是經由腹部或陰道施行陰道旁組織修補；若合併有尿失禁，可加做恥骨後膀胱頸與近端尿道懸吊或低張力中段尿道吊帶懸吊。

第二種常見的型式是中央缺損，較常採用前陰道壁修補的方法；也可在進行腹部手術切除子宮後，對陰道壁做楔狀切開手術。

前陰道壁修補主要在矯正膀胱膨出（cystocele）及伴隨的尿失禁等症狀，手術過程需要將前陰道壁與膀胱的黏膜分離，藉由縫合恥骨子宮頸筋膜將膀胱復位，有時需再縫合膀胱頸內骨盆腔筋膜，以強化膀胱頸部（近端尿道）（Kelly plication）的支撐力量，最後將多餘的陰道壁切除，再加以縫合即可。

專業知識 ⋯⋯

Kelly Plication 手術

膀胱頸內骨盆腔筋膜的縫合，在醫學上專稱為Kelly plication，主要的目的是為了支撐膀胱頸，其對應力性尿失禁的治療效果已經被證實是不太有效的，任何有高移動性的膀胱頸皆應做Kelly plication，而不是考量是否罹患應力性尿失禁，才選擇進行Kelly plication的手術。

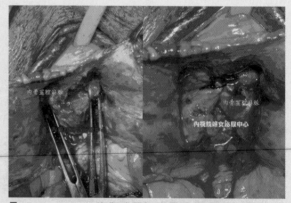

▌Kelly plication的作法是把內骨盆腔筋膜的兩側與膀胱頸縫合在一起。

後陰道壁修補（Posterior Colporrhaphy）

「後陰道壁修補手術」是運用在直腸脫垂方面。直腸脫垂就是直腸下段往陰道內凸出形成「疝氣」的現象，可分高位及近肛門口兩種狀態；高位的直腸膨出較難檢查出來，症狀上可感覺骨盆底沉重或有壓迫感，還有大便解不乾淨感，當腹部用力時會有東西自陰道跑出來。做檢查時，必須把手指伸進肛門直腸內，以區分是否爲直腸膨出（rectocele）或小腸下垂（enterocele）。

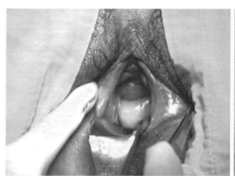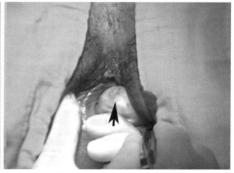

■ 陰道後壁脫垂（左圖）必須以手指檢查，以進一步診斷是否爲直腸脫垂（右圖）。

後陰道壁修補作用是矯正直腸膨出及陰道鬆弛，作法是先分離後陰道壁與直腸黏膜，縫合提肛肌，將直腸陰道筋膜縫回會陰體（perineal body），並切除多餘的陰道壁後，再依一般生產時切開會陰後的縫合方式，縫合切開口。

（專業知識）⋯⋯

直腸脫垂治療

直腸脫垂最常見的原因是：由於直腸的陰道筋膜在會陰體斷裂；進行後陰道壁修補時，將斷裂的筋膜縫回會陰體。傳統的提肛肌縫合術對輕微的直腸脫垂可能有效，但對四度或高位的直腸脫垂便無效。

會陰整型手術

　　很多婦女往往因為生產的關係，導致陰道鬆弛或會陰裂傷，後者會造成會陰體缺損。通常「會陰整型手術」可視狀況，由簡單到繁雜的模式都有，簡單的屬陰道鬆弛時所做的陰道整型，純粹只修補會陰處，再重新縫合使陰道口縮小；如果是陳舊性的會陰裂傷，手術步驟會較為繁複，除了要完全切除疤痕組織，還需找出並分離出陳舊的肛門括約肌斷離端，然後以重疊的方式，縫合斷離的肛門括約肌，才會有較佳的修補結果。

妳一定要知道

有不少的產婦產後立即要求做陰道整型手術，其實這時並不是適當時機。一方面因為懷孕時骨盆腔充血，大而廣泛的陰道壁黏膜在手術分離時容易失血；另一方面，陰道及會陰組織在產後呈現鬆弛狀態，較難判斷需要切除多少的組織。通常醫師會建議等產後3～6個月，待組織恢復的差不多時，再進行評估，是否需要接受手術與手術的範圍。

子宮及陰道頂懸吊

　　子宮脫垂是因支撐子宮的內骨盆腔筋膜（endopelvic fascia）缺損所造成，可能的致病因子包括：陰道生產、慢性便秘、神經病變、慢性肺疾、長久搬提重物或肥胖等，而身體不舒服的程度往往與脫垂的嚴重性成正比，下腹部持續有下墜感與腰痠背痛是最常見的症狀，有時也可能合併頻尿、解尿困難或尿失禁等尿路系統的問題。另外，陰道頂脫垂是子宮切除後陰道斷端的脫垂，最常見的原因是在子宮切除時，沒有同時矯正小腸膨出，或者是手術時沒有做好陰道斷端的足夠支撐。

⊙治療方法

　　子宮脫垂的治療大致分成兩類：保守治療（物理治療法）與手術治療（骨盆腔重建手術）。對於子宮脫垂程度較輕且想再生育、或不適合

手術治療的患者，可採用保守治療，包括骨盆底肌肉運動，即所謂的「凱格爾運動」；中等到嚴重程度的子宮脫垂患者，可以置放子宮托來矯正，但是仍以骨盆腔重建手術為較適當的第一選擇。

假若子宮脫垂的症狀一直持續著，藥物已經無法有效緩解身體的不適，這時可選擇做「子宮懸吊術」，手術的方式可依患者未來是否想要生育及保留子宮做判斷。若是要的話，可視子宮薦骨韌帶的強韌性，決定做何種手術；若子宮薦骨韌帶的強韌性已全然喪失或斷裂，則需用人工或人體筋膜來支撐或懸吊；若不想保留子宮，可以切除子宮，但則要補強切除後陰道頂端的支撐力。

目前已有腹腔鏡的懸吊技術，比起傳統剖腹手術，腹腔鏡手術的好處有：手術的傷口較小；因內視鏡有放大作用，可以更加清楚解剖的位置；術後沾黏程度較低；術後疼痛較輕微；住院及恢復療程縮短；較快恢復正常生活。

至於子宮嚴重脫出與不想保留子宮的患者，便可選擇陰道式全子宮切除手術；但無論保留子宮與否，皆須考慮切除後陰道頂端支撐力的重建。子宮下垂通常不單只有這個問題，多半會合併其他部位的鬆弛，如膀胱下垂或直腸脫垂；所以除了處理子宮的問題外，也要一併處理其他臟器的下垂及尿失禁的問題，因此術前應做好全盤性的評估與矯正。

近年來網狀物也已經開始被應用在子宮或陰道頂脫垂的患者身上，利用特別設計的工具，可以把網狀物裁成吊帶形狀，藉以懸吊到身體比較強韌的組織上，以獲得有利的支撐。然而，並不是每一個人都可以使用網狀物，例如：骨盆曾經接受放射線治療、糖尿病、嚴重生殖泌尿道萎縮等患者，都是不適合的族群。

⊙手術步驟

經陰道方式：子宮切除後，將陰道頂固定於薦椎坐骨脊韌帶上，稱為「薦椎坐骨脊韌帶懸吊術」（sacrospinous ligament suspension）。

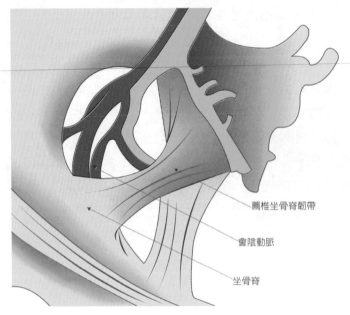

薦椎坐骨脊韌帶

會陰動脈

坐骨脊

▌薦椎坐骨脊韌帶懸吊術（sacrospinous ligament suspension）。

　　進行薦椎坐骨脊韌帶懸吊術時，必須了解一些解剖位置，像重要的血管與神經分布在薦椎坐骨脊韌帶外側，手術時必須避免傷害這些組織；懸吊時最好使用不可吸收線，並且要小心不可讓不可吸收線裸露至陰道內。

　　經腹部方式：通常包含「子宮薦椎韌帶折疊懸吊」（uterosacral ligament plication）與使用人工懸吊物懸吊於第一薦椎突起處，稱為「薦椎陰道懸吊」（sacrocolpopexy），有時還會做圓韌帶折疊懸吊（shortening of bilateral round ligament）用來改善子宮後屈的情形。薦椎陰道懸吊是利用人工懸吊物，把陰道頂縫到薦椎處，達到足夠支撐的方法，手術時要避開血管叢，並注意懸吊的張力不要過大。

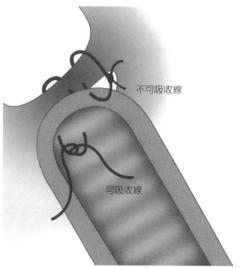

不可吸收線

可吸收線

■ 利用可吸收及不可吸收縫線，將陰道頂固定
於薦椎坐骨級任帶上。

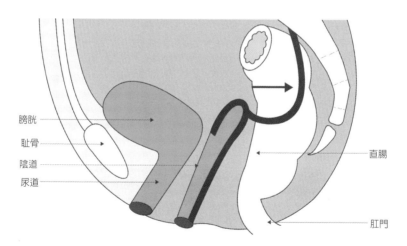

膀胱

恥骨

陰道

尿道

直腸

肛門

■ 薦椎陰道懸吊（sacrocolpopexy）利用人工懸吊物，把陰
道頂縫到第一節薦椎。

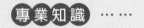

子宮或陰道頂脫垂懸吊手術的新趨勢

子宮陰道脫垂或子宮切除後陰道頂脫垂的發生率約2%~45%，然而接受骨盆腔重建手術後，仍有1/3患者會再復發，因此，骨盆腔重建手術應包含下列幾個目標：1解除脫垂所產生的症狀；2矯正相關骨盆腔支撐的缺陷；3維持或增進骨盆腔內臟及性功能；4預防新的骨盆腔支撐缺陷或內臟及性功能障礙的產生；5預防將來再重做骨盆腔重建手術或尿失禁手術；6期望手術能夠持久性。

在一項前瞻性的研究裡發現，將子宮薦椎韌帶重新縫回陰道頂是最有效的方式，可以防止陰道頂再度脫垂（三年內陰道頂脫垂再發生率可由30%降為6%）。

現今，子宮薦椎韌帶及子宮頸旁環構造的斷裂或缺損被認為是子宮、陰道頂及小腸脫垂的主因。利用原有斷裂的子宮薦椎韌帶或使用人工產物以替代舊有衰弱的子宮薦椎韌帶，形成新的子宮薦椎韌帶，藉此懸吊子宮或進行陰道頂的手術，為最符合解剖構造的手術方式。

懸吊時應將子宮薦椎韌帶懸吊在陰道兩側，而不要拉向中央處縫合在一起，如此則可保有上端陰道的容積，以利陰道的「性功能」，這是骨盆腔重建手術的目的之一。

I 子宮及上端陰道支撐缺陷的病因

陰道可分成三個階層，陰道上端2~3公分處稱為上階層，在正常情況下，陰道是位於骨盆底中央的管狀構造，上端1/3與下端2/3形成約130度的交角，呈一「厂」字形，其上端長軸的延伸指向第三及第四薦椎間。靠著強韌的肌肉、筋膜分別支撐著上方的子宮、前方的膀胱尿道和後方的直腸。

通常骨盆底肌肉與筋膜會支撐近端的陰道閉合，使其倚附在兩側骨盆底肌肉群於中間所形成的膈膜上面，藉此防止陰道近端或子宮於腹壓上升時，出現下垂的情況。

若上下陰道的角度消失，地心引力作用及提肛肌肌肉群的下拉力量，會導致陰道壁形成「疝氣」。無論是子宮下垂或小腸脫垂，都有可能是因筋膜斷裂或牽扯變弱所致。

完整性的內骨盆腔筋膜可防止鄰近的器官造成陰道的疝氣；而健全的骨盆腔

膈膜也可防止陰道及相鄰的臟器造成生殖孔的疝氣；至於小腸脫垂則是因為內骨盆腔筋脈斷裂，而非受牽扯變脆弱所造成。

　　子宮薦椎韌帶及子宮頸旁環構造的斷裂或缺損，皆為陰道頂及小腸脫垂的主因，因為筋膜斷裂造成腹膜與陰道相接連，當腹壓上升時，腹膜及小腸便受推擠而由筋膜斷裂處漸漸往下脫出。

　　小腸脫垂大多發生在子宮切除的情況下，在陰道開口縫合時沒有將恥骨子宮頸筋膜與直腸陰道筋脈縫合好，或術後發生這兩種筋脈分離所造成，通常分離處發生在陰道頂後方。

　　在子宮存在的情況下，其頂端的內骨盆腔筋脈與子宮頸及子宮體應相連接，但在少數的情況會發生直腸陰道筋脈與子宮後方斷離，而造成雖有完整的子宮，仍然產生「後小腸脫垂」的情形。

II 手術方法
A. 陰道頂缺陷的手術方法
1. 經陰道式治療性手術方法

　　子宮及陰道頂的下垂若為子宮薦骨韌帶的斷裂，則可以將其拉回，再予以縫合到上端陰道來做支撐，同時重建子宮頸旁環以防止小腸再脫垂。經由陰道方式，利用子宮薦椎韌帶做懸吊以支撐陰道頂或其上端，可獲得最好的相關位置，也可保留較佳的陰道長度，有利日後的性行為，以及降低出血機率；目前此種手術平均成功率為91%，已廣泛被接納。

2. 經腹腔鏡式治療性手術方法

　　首先用縫線將恥骨子宮頸筋膜、子宮薦椎、主韌帶複合體及直腸陰道筋膜縫合在一起，重建陰道頂的子宮頸旁環，以提供強而有力的支撐，藉此懸吊陰道頂及有效的閉合後穹窿。除了將子宮薦椎韌帶及直腸陰道經脈縫合（不穿過陰道表皮），也可將子宮頸筋膜與直腸陰道筋膜縫合，來治療小腸脫垂。

　　除此之外，可再增加二或三條縫線，將子宮薦椎韌帶與直腸陰道筋膜縫合在一起。通常不建議將子宮薦椎韌帶向中央靠攏，如此才可以避免上陰道閉鎖，進而保持陰道的性功能。

文獻上經腹腔鏡式重建陰道頂支撐可分為懸吊於子宮薦椎韌帶及薦骨峽兩種，後者常於子宮薦椎韌帶無法明確辨認（極端缺陷）時使用。

3. 混合方式（經腹腔鏡與經陰道方式並用）

利用經腹腔鏡的方式將縫線勾過子宮薦椎韌帶，以便經陰道方式手術矯正小腸脫垂。在腹腔鏡下，於坐骨棘處找出子宮薦椎韌帶，鉤上縫線後，剪斷縫線所帶的針，利用體外打結的方式，將縫線固定於子宮薦椎韌帶，並將兩線端留於體內。

接著經由陰道的方式，將後陰道壁由正中間切開，剝離其下的直腸陰道筋膜，在分離陰道壁下的直腸陰道筋膜過程中，當接近到陰道壁頂端時，可發現直腸陰道筋膜會突然消失，如此便可發現到腹膜的突出（其實就是小腸脫垂囊腔）。

再來打開小腸脫垂囊腔，剪掉過多的腹膜，將子宮薦椎韌帶縫合於陰道頂的前後壁兩側，使一端穿透過恥骨子宮頸筋膜，而另一端穿透過直腸陰道筋膜。然後使用四至六條永久縫線，把恥骨子宮頸筋膜與直腸陰道筋膜縫合，讓小腸脫垂缺陷閉合，再將子宮薦椎韌帶縫線打結懸吊於陰道頂。

B. 子宮懸吊的手術方法

1. 經陰道式

手術方式為，經由陰道將子宮薦椎韌帶與子宮分離，然後縮短子宮薦椎韌帶，再縫合到子宮頸峽部區的前方。

2. 經腹腔鏡式

若有子宮下垂的情況下又要保留子宮，可利用腹腔鏡方式，使用子宮薦椎韌帶來懸吊子宮（圖右）。將子

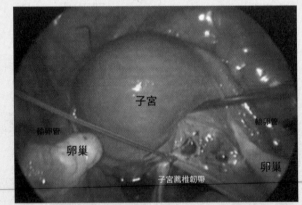

■ 子宮薦椎韌帶縫合到子宮頸後，並將子宮薦椎韌帶利用縫線向中靠攏縫合。

宮薦椎韌帶縫合到子宮頸後，並利用縫線將子宮薦椎韌帶向中央靠攏縫合，以改善子宮脫垂，其成功率為81%至100%。

若無法找出子宮薦椎韌帶，則需使用人工網狀物懸吊薦骨峽的前韌帶，以此懸吊子宮，目前的成功率為100%。

III 未來發展

基於子宮薦椎韌帶對支撐上陰道的重要性，並考量所縫合的組織極為脆弱，以及癒合後的傷口在還沒形成強而有力的結締組織纖維化前可能會斷裂等，這些都是骨盆重建手術術後再復發的原因之一。

使用人工合成物質作為骨盆腔重建手術的材料，以加強或替換衰弱或缺陷的組織，並防止復發，是目前手術的趨勢。文獻上已有使用人工產物（最常見為多聚丙烯網狀物polypropylene mesh）來做骨盆腔重建手術，常見的是利用多聚丙烯網狀物帶與周遭組織，如子宮薦椎、主韌帶複合體及骨盆腔肌肉，產生融合，以支撐上陰道。

目前有多家公司都投入這方面的研發，市面上也已有不錯的產品，預計這種骨盆重建的方式，未來將成為治療陰道頂脫垂的新趨勢。

【不同的意見】目前一些學者對於子宮是否該切除仍有不同的意見，這些專家持有的理由為：1子宮非鬆弛的禍首，因此不該歸罪它而將之切除；2子宮頸有子宮頸旁環的重要解剖構造，對其他脫垂具有舉足輕重的地位。

5-3 應力性尿失禁的手術療法

被醫師診斷為應力性尿失禁一定要開刀嗎？其實尿失禁的治療取決於症狀的嚴重程度與對個人生活品質的影響。

目前對於尿失禁的嚴重程度尚未有一致的標準，有些醫師會以咳嗽發生漏尿的頻率來評估，有些醫師會以發生漏尿的情況來判斷，例如：多次咳嗽才偶爾漏少量尿的是屬於輕微的尿失禁；幾乎只要一咳嗽就會漏尿便是嚴重的尿失禁；有患者連走路等輕微腹壓上升的狀況就會漏尿，也是屬於嚴重的尿失禁；有些人因為社交生活活躍，無法忍受輕微的漏尿，因害怕別人聞到尿騷味，因此積極尋求禁尿之道；有些嚴重尿失禁的人，因長期使用護墊，造成頑固的會陰陰道感染；還有性行為漏尿或因嚴重的漏尿造成生活上的不方便與限制，就需要有效的治療；反之，患重病而長期臥床的人，即使已經是嚴重的漏尿，可能需要的只是消極的處理就可以了。

一般而言，對於病情較輕的病患可以用非手術治療的方式改善症狀，包括：改善生活習慣、骨盆肌肉運動、生理迴饋、功能性電刺激療法、藥物治療等，但主要還是以骨盆底肌肉運動（凱格爾運動，Kegel exercise）為主。骨盆底肌肉運動需長期練習才會有效，對於病情較嚴重或經上述非手術治療失敗的病患，則需藉著手術來達到禁尿的目的。

目前主流治療應力性尿失禁的手術有：低張力中段尿道懸吊手術（low-tension mid-urethral sling）、恥骨後膀胱頸懸吊固定手術（retropubic operations）、近端尿道懸吊手術（pubovaginal sling）、內視鏡膀胱頸懸吊固定手術（laparoscopic Burch colposuspension）、膀胱頸尿道黏膜下藥物注射（urethral injection of bulking agents）等。

手術方式的選擇必須考慮患者是否同時存在其他的骨盆腔疾病、骨盆器官鬆弛的嚴重程度、尿道內在括約肌的狀態、患者的年齡與健康狀況，以及對手術的偏好與熟悉程度。

「低張力中段尿道懸吊手術」適用於有尿道高度移動性（urethral hypermobility）的患者，五年的成功率達八成以上；對於尿道高度移動性合併尿道內在因子缺損（intrinsic sphincter deficiency）的患者也有不錯的效果，

五年的成功率可達六成。

「恥骨後膀胱頸懸吊固定手術」也適用於尿道高度移動性的患者，五年的成功率可達六成以上。

「近端尿道懸吊手術」適用於尿道高低度移動性合併尿道內在因子缺損的患者，手術後的成功率維持在七至九成左右。

而「膀胱頸尿道黏膜下藥物注射」則適用於尿道內在因子缺損的患者，但膠原體相當昂貴，且大都需一次以上的治療，因此這種方法目前在國內並不普遍。

當今全世界最風行的「低張力中段尿道吊帶懸吊」的方式對第二及第三型的尿失禁皆有所幫助，目前已有中長期的報告指出，七年的手術成功率可以達到八成以上。

最近又研發出「經閉孔低張力中段尿道吊帶懸吊」，有更低的手術併發症，目前短期手術成功率也可達九成以上。

由於尿失禁常合併陰道壁鬆弛的問題，如子宮下垂、膀胱下垂或直腸膨出，更由於尿失禁的矯正大部分為代償性異常的矯正，其他不明顯的鬆弛情形，會在尿失禁手術後更容易顯現，所以皆應在手術時一起矯正。

雖然，目前市面上的低張力性中段尿道吊帶懸吊手術較無此種「代償性異常矯正」的情形，但由於近端尿道及上陰道壁如未矯治，恐怕將來有上陰道壁或膀胱下垂的可能，而導致解尿困難。

手術治療法

恥骨後膀胱頸與近端尿道懸吊（Retropubic Urethropexy）

1949年Marshall等人發表，以恥骨後懸吊手術來提高與穩定住前陰道壁，藉此來懸吊膀胱頸與近端尿道，達到治療尿失禁的目的，之後即有各式各樣的手術方式被應用與探討；被研究最多的有三種手術：Burch陰道懸吊術（Burch colposuspension）、MMK懸吊手術（Marshall-Marchetti-Krantz procedure）與陰道旁組織修補（paravaginal defect repair）。

「MMK懸吊手術」因為較易發生，如恥骨發炎、泌尿道感染、解尿困難等併發症，所以目前較少被使用；再加上對陰道旁組織修補效果不彰，臨床上不用做應力性尿失禁的主要手術治療，而是作為患者合併

有前陰道壁脫垂時的輔助矯正手術。

至於「Burch陰道懸吊術」經過三十多年的時間考驗，不僅仍為應力性尿失禁的手術治療選項之一，且常被當作評估新手術的黃金標準。1991年電視腹腔鏡應用於恥骨後膀胱頸與近端尿道懸吊，使得患者不再受開腹的皮肉之痛，手術傷口小、恢復快。我們團隊的研究及2007年英國與澳洲的前瞻性研究證實，其成功率並不亞於傳統的開腹式方法；但最大的困擾是使用腹腔鏡操作後恥骨腔縫線的懸吊時需要高度的技巧。

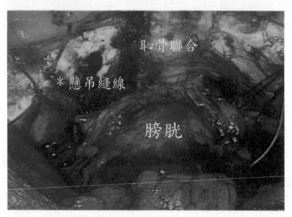

■ Burch陰道懸吊術當中，利用不可吸收線，把膀胱頸與近端尿道旁邊的陰道組織，縫到骨盆強韌的韌帶組織（Cooper's ligament）。

⊙手術的考量

什麼樣的人適宜接受Burch陰道懸吊術？必須是經尿動力學證實是應力性尿失禁（urodynamic stress incontinence），且膀胱頸與近端尿道呈現解剖位置不穩定（hypermobility of bladder neck and proximal urethra）的患者。

由於這種手術必須利用傳統剖腹的方式，再加上現在流行的低張力尿道中段懸吊，對人體的侵襲性很小且效果又好，所以選擇這種手術所考慮因素就很多，包括：需同時進行子宮或輸卵管卵巢的手術、患者骨

盆脫垂的情況、尿道本身的閉鎖功能、患者的年紀與健康狀況或動刀醫師的個人因素。

⊙作用機轉

Burch陰道懸吊術的作用機轉是吊高膀胱頸與近端尿道部位的陰道旁組織，利用吊高組織術後產生的纖維化來提供膀胱頸與近端尿道的支撐力量，維持膀胱頸與近端尿道的穩定性，而達到治療應力性尿失禁的效果。

為了使筋膜與骨盆側壁牢固纖維化，左右兩邊至少要縫兩針以上，骨盆側壁與筋膜間不可有脂肪組織存在，以免妨礙纖維化的進行。為了防止術後因過度懸吊造成解尿困難及術中發生出血併發症，懸吊縫針應離尿道兩公分以上，且盡量靠外側。

Burch陰道懸吊術的手術成功率高達90 ％以上，三年的手術成功率達80 ％以上，十年以後的手術成功率也有70 ％以上；但有些因素會降低手術的成功率，包括：停經、肥胖、先前已切除子宮、復發性尿失禁、合併有膀胱過動症、合併有尿道內在因子缺損（intrinsic sphincter deficiency）、手術中失血過多等。

⊙復發性尿失禁的原因

除了組織器官老化是尿失禁復發的原因外，停經後未補足女性荷爾蒙、肥胖、過敏性體質、慢性支氣管炎、氣喘及便秘等，也是造成手術後尿失禁復發的主要原因。

手術治療法

專業知識 ……

電視腹腔鏡（Vediolaparoscoy）

電視腹腔鏡與傳統剖腹手術的不同是，使用光源與特殊器械來進行手術，利用電視腹腔鏡可做恥骨後膀胱頸與近端尿道懸吊手術、子宮懸吊手術、薦椎陰道懸吊，若是有子宮或卵巢良性腫瘤的相關手術時也可同時進行，具有傷口小、復原快的優點。

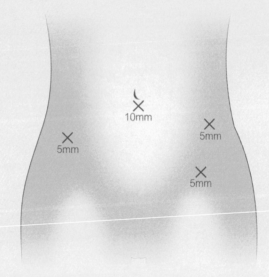

█ 電視腹腔鏡恥骨後膀胱懸吊手術的導管
　（trocar）入口放置情形。

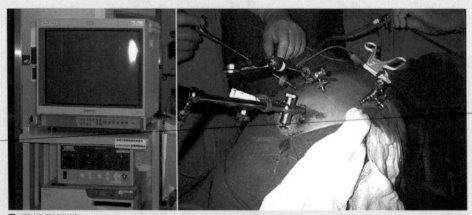

█ 電視腹腔鏡。

低張力中段尿道吊帶懸吊（Low-Tension Mid-Urethral Sling）

在支持尿道的解剖構造上有一個非常重要的結構，就是恥骨尿道韌帶（pubourethral ligament）。恥骨尿道韌帶提供尿道一個支點，在腹部用力時托住中段尿道保持不漏尿的狀態。

根據「完整理論」（Integral Theory），應力性尿失禁主要原因不再是膀胱頸，而是支撐中段尿道下方的組織鬆弛有缺損，進而導致尿道無法適時閉合所致。

「低張力中段尿道吊帶懸吊」就是提供有效支撐的結構，以一條寬約1.1公分的人造纖維網帶植入婦女中段尿道下組織，利用網帶的纖維空隙與尿道旁組織產生鑲嵌作用，強化恥骨尿道韌帶，達到有效治療尿失禁的效果。

平時不用力時，無張力尿道下吊帶不會增加尿道內壓力造成尿道阻塞，只是輕輕地托住尿道中段；當患者腹部用力時，吊帶會因骨盆底肌肉的反射收縮而上拉，造成尿道彎曲（urethral knee）閉合尿道，因此可以防止尿液漏出，確實且適時提供尿道的拮抗作用。

⊙人造纖維網帶的優勢

人造纖維網帶克服了在傳統尿失禁手術中，最棘手兩難的問題：

1.膀胱頸或陰道要懸吊多緊才能達到療效，而又不會造成無法解尿的後遺症？

2.如何克服人體組織隨著時間而發生老化、鬆弛的現象，使得懸吊的地方因腹壓上升的經常作用而漸漸瓦解鬆弛？

低張力中段尿道吊帶懸吊不須要縫線固定，只是嵌在尿道下組織，沒有太緊的現象，利用特殊人造纖維網帶中的纖維空隙和尿道旁組織產生炎症反應，進而產生膠原蛋白而達到鑲嵌作用托住尿道，膠原蛋白會隨時間增長而增加，使得尿道吊帶更牢靠。

恥骨後低張力中段尿道吊帶懸吊

1996年Ulmsten發表TVT（Tension-Free Vaginal Tape）以後，利

用「恥骨後低張力中段尿道吊帶懸吊」的方式來治療應力性尿失禁就逐漸成爲主流，各家大廠都紛紛推出類似的產品，最流行的非TVT莫屬。

TVT手術的成功率高達90%左右，手術五年後的成功率仍高達85%，術後解尿困難的比例，也跟傳統的手術差不多。

雖然TVT具有簡單操作、可局部麻醉、術後疼痛少、恢復快、不用住院與術可立即工作的優勢，但是，膀胱穿孔、腸道穿孔、骨盆腔血腫和骨盆血管損傷仍是常見的併發症；目前追蹤最久的研究是瑞典Nilsson的報告，七年治癒率達81%，改善率有16%，失敗率只有3%。

另有「SPARC懸吊帶」，與TVT不同之處僅爲，穿刺方向是由上而下將人造纖維網帶往上拉，而TVT穿刺方向是由下往上穿，將人造纖維網帶往上拉。

經閉孔低張力中段尿道吊帶懸吊

2001年由法國的Delorme醫師提出的「經閉孔低張力中段尿道吊帶懸吊術」，其穿刺方向是由外向內，再把人造纖維網帶往外拉。

不久之後，比利時de Leval醫師於2003年發表，穿刺方向由內向外的懸吊方式：TVT-O（tension free vaginal tape obturator system）手術。

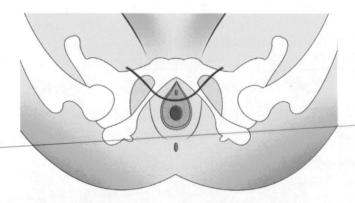

■ 經閉孔低張力中段尿道吊帶懸吊手術，是經由閉孔，把吊帶埋藏在中端尿道之下的陰道內。

之後各家廠商也陸續推出相似的經閉孔低張力中段尿道吊帶懸吊術，在臺灣最常見的是由AMS推出的Monarc，與Johnson-Johnson推出的TVT-O (TVT, obturator system)。

「TVT-O」乃由陰道往外上方45度鑽出大腿內側，「Monarc」則是由與陰蒂同高度的外陰部與大腿相交會處，於內收長肌（adductor longus）附著點的下方鑽入陰道，二者方向相反，但同樣可形成位於中段尿道下方的「V」形吊帶。

Monarc（由外往內穿刺將人造纖維網帶拉出）或TVT-O（由內往外穿刺將人造纖維網帶拉出），吊帶置入的管道都是經由骨盆閉孔，可完全避開膀胱，在手術中不需看膀胱鏡，效果一樣，手術更安全，適用於所有應力性尿失禁的病人，尤其是骨盆腔曾經開過刀、骨盆腔沾黏者或是肥胖的病人。

由於形成「V」形的吊帶懸吊，相對於TVT之「U」形吊帶而言，較水平且較不會有尿道阻塞，甚至產生新生性尿急（de novo urgency）的情形。

膀胱頸吊帶懸吊手術（Sling Operation）

這是一個歷史悠久的手術方式，早期北美的泌尿科醫師認為「膀胱頸吊帶懸吊手術」可作為第一線治療，且可同時矯正第一、二型及合併有第三型之尿失禁。

手術可再依吊帶分為：1.傳統式（吊帶需較長）（如圖）；2.合併針懸吊方式。而選用的吊帶可

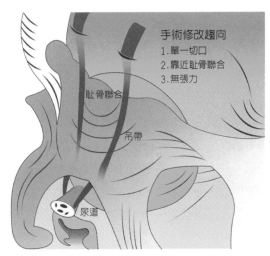

手術修改趨向
1.單一切口
2.靠近恥骨聯合
3.無張力

恥骨聯合

吊帶

尿道

■ 膀胱頸吊帶懸吊手術（Sling Operation）利用人工合成物或自體組織筋脈做成吊帶放置於膀胱頸處，於上面固定於腹部筋脈。

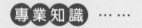

中段尿道吊帶懸吊的作用原理

利用人造纖維網帶（常為單股大孔之多聚丙烯網狀物polypropylene mesh）與人體之間的作用，重新建立恥骨尿道韌帶（pubourethral ligament），補強原先鬆弛的恥骨尿道韌帶，當腹壓用力時，遠端尿道（吊帶至尿道口）會隨著骨盆底肌肉的反射性收縮而關閉起來，而近端尿道（膀胱頸至吊帶）會因為以吊帶為樞紐的鉸鏈運動而被關閉，整體而言會呈現所謂的尿道動態性凹折（dynamic urethral kinking）的現象。

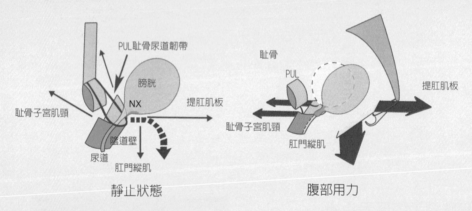

我們團隊的觀察研究結果

中段尿道吊帶會影響到尿道在腹壓上升時的型態變化，手術之後尿道的型態變化與手術前尿道的移動情況及手術的方式有關。手術之後尿道在腹壓上升時可能有垂直直落式下降（vertical descent）或車輪旋轉式下降（rotational descent）兩種型態，有部分的患者會同時有這兩種情況。

不同的尿道型態變化與人造纖維網帶就會有所不同的交互作用：

1.尿道在腹壓上升時為垂直直落式下降，人造纖維網帶的作用就必須如手捏緊水管般，才能防止尿液漏出。

2.尿道在腹壓上升時為車輪旋轉式下降，則人造纖維網帶除了會有上述的作用外，也會有如將水管彎曲般的作用，以防止尿液漏出，這就是尿道動態性凹折（dynamic urethral kinking）的情形。

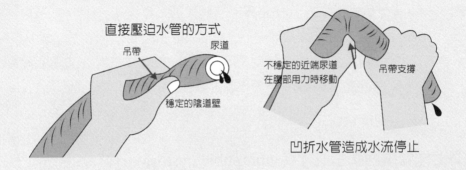

直接壓迫水管的方式

吊帶　　　　尿道

穩定的陰道壁

不穩定的近端尿道
在腹部用力時移動

吊帶支撐

凹折水管造成水流停止

　　中段尿道吊帶的作用原理其實是屬於生物機械的作用，由人造纖維網與人體的生物反應形成一個人造的支撐韌帶，此人造支撐韌帶的強度會依生物反應的程度而有所不同。

　　然後，此人造的支撐韌帶就會在腹壓上升時，引發不同程度以維持禁尿的機械現象，我們把人造纖維網與尿道的交互作用分成五個類型：

　　1.術後尿道屬於垂直直落式下降的分別為第1至3型，區分的方法是依照人造纖維網與人體的結合強度：強度最弱者對尿道的壓迫也最小，為第1型；強度最強的對尿道的壓迫也最高，屬第3型。

　　2.術後尿道屬於車輪旋轉式下降的分別為第4與5型，分類的根據是尿道的移動性：移動程度低者為第4型；而高動移動性導致尿道整個彎折者為第5型。

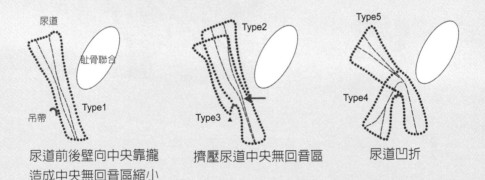

尿道

恥骨聯合

吊帶　　　Type1

Type2

Type3

Type5

Type4

尿道前後壁向中央靠攏
造成中央無回音區縮小

擠壓尿道中央無回音區

尿道凹折

為自體組織、他體組織（如：豬的組織）或人工合成物。五年手術成功率約在八成，但是文獻報告上有較高比例的尿道阻塞症狀。

「合併針懸吊方式」乃利用針懸吊（needle suspension）的方式，將人工或自體的筋膜或吊帶置於尿道下，用人工縫線拉到腹部筋脈固定，以發揮支撐的功能及減少自體筋脈的長度，減少自體筋脈傷口長度。

恥骨上尿管或膀胱引流管（suprapubic cystostomy）

主要目的在測量殘餘尿量用，尤其是尿失禁手術。手術多少會提高尿道阻力，造成可接受程度的尿路阻塞。

為了早期發現與預防術後發生解尿困難，避免因為餘尿過多而產生尿路感染，甚至腎盂發炎的併發症，有些醫師會使用恥骨上尿管來進行膀胱訓練，測量餘尿，可避免多次導尿之苦。

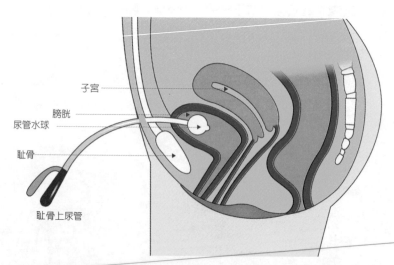

子宮
膀胱
尿管水球
恥骨
恥骨上尿管

■ 恥骨上尿管的置放，是把導尿管經由下腹部穿刺，留置在膀胱之內的一種導尿裝置；體外導管會接一個集尿器，導管通常有三叉岔裝置，可以藉控制三岔口開關的方向，進行膀胱訓練與測量餘尿。

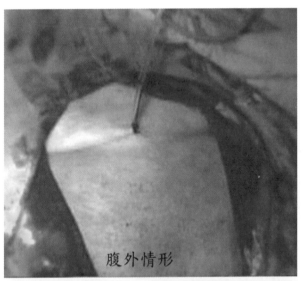

腹外情形

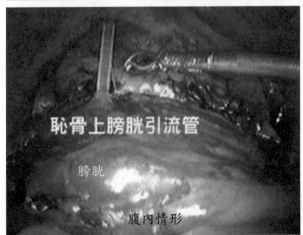

恥骨上膀胱引流管

膀胱

腹內情形

■ 恥骨上尿管的置放情況，導管會經由下腹部、後恥骨
　腔、留置在膀胱內。

第6篇 非手術治療法

6-1 藥物治療

藥物治療可增強尿道壓力或副交感神經，後者可以減少膀胱反射性收縮，兩者也可以同時作用。以下將詳細介紹臨床上常用來治療尿失禁的藥物。

雌激素（Estrogen）

雖然目前醫學界認為雌激素對人體健康仍有一定的風險，但是雌激素對於生殖泌尿道上皮的好處依然是無庸置疑的。

根據統計，有高達50%的停經後婦女會出現生殖泌尿道上皮萎縮的症狀，因為陰道與下泌尿道有相同的胚胎來源，所以在陰道、尿道、膀胱三角區（trigone）、骨盆結締組織與骨盆肌肉都有雌激素接受體（estrogen receptor）。

體內雌激素變低會導致這些構造的萎縮，而產生陰道乾澀、會陰搔癢、同房疼痛、反覆下泌尿道感染、解尿疼痛、頻尿、尿急、夜尿或是漏尿等情況，因此給予陰道雌激素藥膏可以有效改善症狀。

雌激素可以增加尿道與膀胱上甲型交感神經接受體（α-adrenergic receptor）的濃度，促進尿道周圍組織的血管數目與血流供應，並且增加尿道上皮的厚度，這些變化會增加尿道壓力，加強尿道對膀胱壓力上升的適應力（coaptation），因而可用來治療尿失禁。

多數非隨機採樣（nonrandomized）的研究已經證實，口服雌激素可以改善尿失禁的各種主觀或客觀的評估參數，包括：近端尿道的壓力傳導（abdominal pressure transmission to the proximal urethra）、尿道功能長度（functional urethral length）、尿道最大閉合壓力（maximal urethral closure pressure）等，在服用口服雌激素之後皆有明顯的上升；一些大型的研究也指出，使用陰道雌激素藥膏之後，主觀症狀會有顯著的改善。

不過最近的大型研究顯示，口服雌激素對於尿失禁的治療沒有顯著的療效，因此，美國食品藥物管理局（Food and Drug Administration, FDA）目前只批准雌激素使用在婦女生殖泌尿道萎縮。

然而，生殖泌尿道萎縮而產生的下泌尿道症狀卻能夠因雌激素而得到改善，所以，有些學者已經強烈建議以雌激素作為停經後婦女尿失禁的共同治療項目。

但要注意的是，運用雌激素來治療尿失禁，仍舊必須遵照雌激素的一般使用準則。

其他藥物

傳統用來治療尿失禁的藥物，主要透過兩種作用機轉：一種在抑制膀胱的收縮，如抗膽鹼藥物（anticholinergics）及平滑肌抑制藥物；另一種為增加膀胱出口阻力，如甲型交感神經刺激劑（α-adrenergic agonists）、乙型交感神經刺激劑與拮抗劑（β-adrenergic agonists and antagonists）、三環抗憂鬱藥劑（tricyclic antidepressants）；至於最新上市的Duloxetine，主要是在抑制中樞神經血清素（serotonin）與正腎上腺素（norepinephrine）的再吸收（reuptake）。

⊙抗膽鹼藥物（anticholinergics）

以抗毒菌鹼藥物（antimuscarinics）為主，是目前用來治療膀胱過動症候群（overactive bladder syndrome，OAB）的主要用藥。當膀胱含有第2（M2）與第3（M3）次型毒菌鹼接受體時，才考慮使用抗毒菌鹼藥物，因藥物只會抑制這些接受體，不會造成其餘器官的不良反應。

Oxybutynin屬三級銨，除了抑制第3次型毒菌鹼接受體外，另有直接解除痙攣的作用，可有效緩解逼尿肌不自主的收縮。但是因為它也會作用在其他器官的毒菌鹼接受體，如心臟、腦部與唾液腺，所以常伴隨著一些不良反應，包括：口乾、便秘、視覺模糊，甚至認知障礙等，曾使25%的臨床試驗受試者因副作用而停止用藥。

在國外Oxybutynin已研發出長效緩釋劑型，具每日服藥一次的方

便性外，發生中至重度的口乾比率，也較原有劑型下降許多。

Propiverine 也具有具有抗膽鹼藥物與鈣離子拮抗劑雙重作用，但使用上較不普及，多見於日本與歐洲。

Tolterodine也是不具選擇性的抗膽鹼劑，但是對膀胱的作用較唾液腺明顯，其療效與Oxybutynin相當，且病患之耐受性較佳。長效劑型比起原有劑型，長效劑型的療效高出18%，且口乾之發生率較舊劑型低23%。

Trospium是一種四級銨，也具有抗毒菌鹼的功能，而由於它的分子結構較複雜，無法進入大腦，所以比較不會有中樞神經方面的副作用。

Darifenacin雖然對第2與第3次型毒菌鹼接受體都有作用，但是對第3次型的親合性比對第2次型高出十一倍，因此相對是對膀胱具有專一選擇性的藥物，而對其他器官的副作用理論上比較低。

Solifenacin也是對第3次型毒菌鹼接受體有較高親合性的藥物，可以有效降低解尿、漏尿與尿急的次數，但仍有14～ 21%的患者有口乾的副作用。

⊙甲型交感神經刺激劑（α-adrenergic agonists）

膀胱頸與近端尿道有甲型交感神經接受體（α-adrenergic receptors），「甲型交感神經刺激劑」這類藥物會活化甲型交感神經接受體，增加這些部位平滑肌的張力，進而增強膀胱出口的阻力，如此一來，無論是在膀胱的儲尿期或解尿期，尿液比較不會在不適當的時間漏出來。

古老的藥物如Phenylpropanolamine，對於尿失禁的治癒率為0~14%，有19~ 60 %的患者會減少尿失禁的發生比率，但是5～33 % 的患者會出現副作用，有高達4.3 %的人無法完成治療；但是因為這個藥物有腦出血的風險，所以目前已不再被使用。

另外，如Midodrine可以特別針對α-1接受體，雖然可以改善主觀的尿失禁症狀，但是並不能改善客觀的尿失禁評估參數，如尿道最大閉合壓力（maximal urethral closure pressure）；所有這類藥物的副作用

包括：高血壓、焦慮、出血性腦中風、心律不整、心悸、顫抖、肌肉無力、失眠與頭痛。

⊙乙型交感神經刺激劑與拮抗劑（β-adrenergic agonists and antagonists）

乙型交感神經拮抗劑理論上可以加強甲型交感神經接受體（α-adrenergic receptors）與正腎上腺素（norepinephrine）的作用，增加膀胱出口的阻力，達到禁尿的目的。但是臨床運用的結果卻發現這類藥物對尿失禁的治療效果不盡理想，而且有一些潛在的不良反應，包括：心臟衰竭、嗜睡與肺部失能等等，所以目前已經很少用來治療尿失禁。

Clenbuterol是一種對β2次型交感神經接受體具有特異性的刺激劑（β2-adrenergic agonists），在某些動物實驗已被證實可以增加尿道橫紋肌的收縮力，進而防止漏尿，而在雙盲（doulbe-blind）的實驗當中發現可以減少漏尿次數與護墊的使用，也能夠有效增加尿道最大閉合壓力（**雙盲試驗的目的是避免試驗的對象或進行試驗的人員因主觀影響實驗的結果。通常雙盲試驗得出的結果會更為嚴謹。在雙盲試驗中，受試驗的對象及研究人員並不知道哪些對象屬於對照組，哪些屬於試驗組；只有在所有資料都收集及分析過後，研究人員才會知道實驗對象所屬組別**）。

⊙三環抗憂鬱藥劑（tricyclic antidepressants）

這類藥物當中，最常用來治療尿失禁的是Doxepin與Imipramine Hydrochloride，但往往會造成患者的誤會：「我是漏尿又不是憂鬱症，醫師怎麼會開給我憂鬱症的藥？有沒有開錯藥啊？」

其實這種藥物可以抑制膀胱收縮及增加尿道阻力，所以已經被用來治療尿失禁很久了，服用三個月可以達到35%的治癒率與50%的改善率，也可以明顯增加尿道最大閉合壓力。

這類藥物的副作用包括：口乾、視力模糊、尿液滯留、便秘、姿態性低血壓、鎮靜作用、顫抖、性功能障礙、疲勞、皮膚紅疹、黃疸與肌肉無力，尤其是年紀越大的患者會越容易出現副作用，甚至可能因此出

非手術治療法

現神智不清、跌倒、心臟方面的問題，所以必須由最低劑量睡前服用開始給予。

⊙千憂解（Duloxetine）

這種藥物的作用在抑制副交感神經（parasympathetic）活性、增強交感神經（sympathetic）與體神經（somatic）的活性，以及抑制中樞神經血清素與正腎上腺素的再吸收。

第三階段（phase 3）的臨床藥物實驗結果，有一半以上的受試者會減少50~100%漏尿次數；這種藥物的副作用包括：噁心、疲勞、口乾和失眠等。

⊙福來沃賽（Flavoxate）

藉由抑制細胞內的磷酸二酯酵素（phosphodiesterase）而增加環磷酸腺甘（C-AMP），並在平滑肌收縮過程改變鈣離子傳遞過程，因而具有肌肉鬆弛作用與局部麻醉效果，雖較無抗膽鹼的不良反應，但在急迫性尿失禁的臨床試驗結果未獲肯定，而沒有被列為建議的用藥。

妳一定要知道

抗膽鹼藥物可延長上廁所的時間，減緩頻尿的情形，但不能延長當發生急迫感時到解尿的時間，也就是說如果妳覺得膀胱有開始尿急的情況，就應立即到廁所解小便，否則隨時會發生漏尿的情形，所以必須懂得如何做「膀胱再訓練」的行為療法（參考「第六篇第七章」），才能避免漏尿。

治療尿失禁藥物一覽表

藥物英文學名	服用方法	藥物作用分類	副作用或禁忌
Estrogen	陰道給予或口服	雌激素補充	乳癌患者或母親、姊妹為乳癌患者為禁用
Oxybutynin	口服	抗膽鹼藥物作用、直接肌肉鬆弛作用與局部麻醉效果	副作用：口乾、心悸、視力模糊、便秘、解尿困難和頭暈；狹角性青光眼患者為禁用
Propiverine	口服	抗膽鹼藥物作用、直接肌肉鬆弛（鈣離子拮抗）作用	副作用：口乾、心悸、視力模糊、便秘、解尿困難和頭暈；狹角性青光眼患者為禁用
Tolterodine	口服	抗膽鹼藥物作用	副作用：口乾、心悸、視力模糊、便秘、解尿困難和頭暈；狹角性青光眼患者為禁用
Trospium	口服	抗膽鹼藥物作用	副作用：口乾、心悸、視力模糊、便秘、解尿困難和頭暈；狹角性青光眼患者為禁用
Darifenacin	口服	抗膽鹼藥物作用	副作用：口乾、心悸、視力模糊、便秘、解尿困難和頭暈；狹角性青光眼患者為禁用
Solifenacin	口服	抗膽鹼藥物作用	副作用：口乾、心悸、視力模糊、便秘、解尿困難和頭暈；狹角性青光眼患者為禁用
Phenylpropanolamine	口服	甲型交感神經刺激作用	副作用：高血壓、焦慮、出血性腦中風、心律不整、心悸、顫抖、肌肉無力、失眠與頭痛
Clenbuterol	口服	乙型交感神經刺激作用	可能副作用：心臟衰竭、嗜睡與肺部失能

非手術治療法

治療尿失禁藥物一覽表

藥物英文學名	服用方法	藥物作用分類	副作用或禁忌
Clenbuterol	口服	抑制中樞神經血清素與正腎上腺素的再吸收	副作用：噁心、疲勞、口乾和失眠
Doxepin	口服	三環抗憂鬱藥物作用	副作用：口乾、視力模糊、尿液滯留、便秘、姿態性低血壓、鎮靜作用、顫抖、性功能障礙、疲勞、皮膚紅疹、黃疸與肌肉無力，尤其是年紀越大的患者會越容易出現副作用，甚至可能因此出現神智不清、跌倒、心臟方面的問題；狹角性青光眼患者為禁用
Imipramine	口服	三環抗憂鬱藥物作用	副作用：口乾、視力模糊、尿液滯留、便秘、姿態性低血壓、鎮靜作用、顫抖、性功能障礙、疲勞、皮膚紅疹、黃疸與肌肉無力，尤其是年紀越大的患者會越容易出現副作用，甚至可能因此出現神智不清、跌倒、心臟方面的問題；狹角性青光眼患者為禁用
Flavoxate	口服	鈣離子拮抗、直接肌肉鬆弛作用與局部麻醉效果	較少副作用

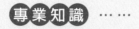 **專業知識** ......

其他相關藥物導引

Bethanechol是膀胱收縮障礙唯一的用藥，不良反應包括：心跳徐緩、流涎、腹瀉、低血壓、氣管痙攣等，其毒菌鹼（muscarinic）活性亦可能造成膀胱頸及尿道的收縮，而阻礙膀胱排空的協調性，雖然廣泛被使用，但其療效仍待進一步證實。

膀胱出口阻塞最常發生在良性前列腺肥大病患身上，α-adrenergic antagonist是主要的用藥。

Phenoxybenzamine由於不具選擇性，同時作用於α1與α2，在臨床已很少使用。Prazosin雖具選擇性，但半衰期較短，需每日給藥二次，也不常被用。

Terazosin、Doxazosin被核准用於高血壓藥及良性前列腺肥大，為減少姿態性低血壓的不良反應，建議以低劑量於睡前給藥。

Tamsulosin可選擇性作用於前列腺，較無低血壓、眩暈之不適，可於任何時間給藥，也較不須劑量之調整，但卻有射精障礙之報告。

Alfuzosin對泌尿生殖道具選擇性，對血壓之影響較少，一般劑型須每日給藥三次，持續錠則具每日給藥一次之方便性。

另Finasteride藉由抑制Dihydrotestosterone之生成，縮小前列腺肥大，亦可改善此種排尿困難。

前列腺基質、前列腺囊、近端尿道和膀胱基底中的平滑肌具有高濃度的α1腎上腺素接受器，而膀胱中有高濃度的α1腎上腺素接受器，Doxaben是選擇性α1腎上腺素接受器拮抗劑，能抑制前列腺和下泌尿道中的平滑肌張力，從而降低尿流的抗力。

Doxaben以高親和力結合於前列腺組織中的α1腎上腺素接受器，對前列腺平滑肌產生與劑量相關的放鬆作用。

6-2 骨盆底肌肉運動

「骨盆底肌肉運動」（又稱凱格爾運動）是藉著提肛肌收縮與放鬆的運動，來提高尿道膀胱交界的位置，達到控制應力性尿失禁的目的。

開始做「凱格爾運動」前，必需先找到骨盆底肌肉群的正確位置。當緊縮肛門時，會感到肛門、陰道及尿道口附近正在用力的肌肉，那就是「骨盆底肌肉群」。能防止漏尿發生的肌肉群就是包圍尿道、陰道、與肛門的骨盆底肌肉，當腹腔用力，有彈性且有力的骨盆底肌肉能有效的鎖住膀胱頸口，防止漏尿。

資料顯示，藉由每天正確的訓練骨盆底肌肉，約有30%的漏尿婦女不會再有漏尿的困擾，更有50%~60%的漏尿情況有顯著改善。

凱格爾運動的好處（Kegel exercise, pelvic floor exercise）

1.這個運動是鍛鍊恥骨尾骨肌，當肌肉收縮時此肌肉所圍住的尿道口、陰道口和肛門都會跟著收縮，主要的目的是訓練尿道括約肌及尿道周圍的肌肉，以及提高尿道膀胱交界位置；凱格爾運動無副作用，且可在家自行練習來治療尿失禁。

2.子宮主要的支撐力量來自於其附屬的韌帶及骨盆腔底部的肌肉群，正確而持續的骨盆腔運動，可以增加骨盆肌肉群的張力及韌性，將有助於胎兒的娩出及產後骨盆區的復原，同時可防止由於生產所導致的「尿失禁」困擾，對於預防與矯正所謂的「子宮下垂」與「子宮後傾」也有相當大的助益。

3.凱格爾運動另一個更重要的效果是會改善骨盆肌肉的強度與張力，有助於夫妻性生活的感受。因為陰道的神經末梢是分布在陰道壁下方的肌肉中，而性行為時的感覺就是來自於這些神經傳導，性行為的神經反應程度就直接和這些肌肉的強度有關。

當鍛鍊此肌肉後，不但可治療更年期婦女或產後婦女的尿失禁，還可增加女性性行為的感覺，因她可以隨心所意的控制陰道的收縮，所以

更能增加行房的樂趣。

凱格爾運動步驟

⊙第一階段

　　自行以陰道指診、小便中斷法（排尿中途嘗試停住小便，感覺憋尿所用的肌肉群，然後練習一點一點地將小便解掉，感覺是哪些肌肉參與這個運動），察覺如何收縮正確的骨盆底肌肉。用力收縮或快速放鬆，也就是所謂「提肛」的運動，即可做到快速禁尿或解尿。

> **妳一定要知道**
>
> **小便中斷法注意事項：**
> 1. 不宜在尿意太急的情況下練習，因為我們對骨盆底肌肉的收縮常不熟悉，所以在尿急時常無法控制自如地憋住尿。
> 2. 宜在輕鬆、自然且沒有壓力的環境下練習，所以坐在家中的馬桶上，全身放鬆，且兩腿稍微張開是最佳的初學姿勢。
> 3. 雙腿、腹部與臀部的肌肉都不可收縮，否則可能無法正確地收縮提肛肌。
> 4. 每次解尿、憋尿動作後，最好休息十秒鐘再重複練習，可避免肌肉痙攣而解不出小便；萬一解不出小便，可以熱毛巾敷小腹，就會解尿自如。

⊙第二階段

　　用力緊縮骨盆底肌肉，讓骨盆底肌肉收縮而向上提肛，緊閉尿道、陰道、肛門，保持這些肌肉收縮至少5秒鐘，再慢慢放鬆5～10秒鐘，即為一次練習，每天重複這動作20次，接著快速縮放10次，包括收縮2秒與放鬆2秒；運動時，呼吸照常，身體其他部位特別是腹部盡量放鬆。

⊙第三階段

　　1.每天日常的活動不論坐著、站著、躺著皆可進行練習，收縮的強度可以逐漸增加；等到熟練之後，就可以在日常生活當中如：看電視、

非手術治療法

做家事等活動時，隨時隨地做骨盆肌收縮運動。

　　2.以後還可以用這種骨盆肌肉收縮的方法，來自我檢驗自己骨盆底肌肉強度的改進情形，由每回10次的骨盆肌肉收縮逐漸增加到每回做30次為止。

　　3.最後養成一天做3回，每回30次以下的收縮，並持之以恆（千萬不要一次做完90次，不然隔天鐵定會感覺到陰道附近骨盆肌肉痠痛）。

　　4.請用骨盆底肌肉運動日誌來記錄運動進步的情況。

⊙第四階段

　　妳可用這個姿勢訓練骨盆底肌肉，同時達到美臀的效果：

　　1.平躺將雙腿彎曲，並略為張開，此時收縮骨盆底肌肉。

　　2.以腰臀部的力量將下腰及臀部向上提，同時收縮骨盆底肌肉五秒鐘。

　　3.再輕輕將臀部放下，並放鬆骨盆底肌肉五秒鐘。

　　4.請重複相同的動作5～10次。

　　在提重物時，膀胱承受相當大的腹壓，因此惱人的漏尿便會產生，妳可先緊縮骨盆底肌肉，膝蓋向前彎，維持背部挺直及雙腳微張的姿勢提起重物，在提起重物同時，更加繃緊骨盆底肌肉。

⊙第五階段

　　跳躍或跑步時，膀胱也會受到相當大的腹壓，因此藉由定點跳躍的動作，可以有效訓練骨盆底肌肉：

　　1.先緊縮骨盆底肌肉，再向上彈跳。

　　2.然後再曲膝平放雙腳於地面。

　　3.整個跳躍的過程都必需收縮骨盆底肌肉，若有漏尿的情形發生時，請立刻停止此跳躍訓練。

　　如果妳能成功的在每個步驟都沒有發生漏尿的情況，試著每天以不同的姿勢多做幾次「凱格爾運動」，即可有效預防漏尿；在連續六個星期的骨盆底肌肉訓練後，妳將會感受到漏尿情形有明顯的改善。

該如何來實施

　　1.先確定自己練習的是骨盆肌肉，並且骨盆肌肉的收縮強度在三級以上（肌肉的強度需請詢問專科的醫師）。

　　2.若骨盆肌肉收縮強度在第三級以上，則每日主動練習肌肉收縮三個月。

　　3.若骨盆肌肉收縮強度在第三級以下，則先使用電刺激方式被動輔助練習，直到骨盆肌肉主動收縮強度能達到第三級以上。

　　4.在骨盆肌肉收縮練習中可使用生理迴饋方式來檢驗是否收縮，持續到其他肌肉。

　　5.骨盆肌肉收縮強度已達第三級以上，可使用圓錐體來加強。

妳一定要這麼做

1.該收縮的肌肉：解尿時嘗試能否中斷小便，或把手放入陰道裡，嘗試能否夾緊手指時所用的肌肉（了解及會使用該肌肉時，請勿在解小便時做中斷尿液之動作，可能會造成解尿困難）。

2.不該收縮的肌肉：腹肌、臀肌及大腿肌肉。

3.收縮的強度：用力收縮5秒，然後放鬆10秒（放鬆是非常重要的）。

4.收縮的時機：一天做三回，每回做20～30次，無論是在行走、站立、坐、臥的姿勢下皆可做。

5.訓練期間：三個月。

6.適合對象：經骨盆神經檢查肌肉強度為第三度（含）以上之患者。

專業知識 ……

骨盆底肌肉強度的分級

0級：沒有收縮。　　　　　　　　1級：輕微的顫動。

2級：輕微的收縮，持續1~2秒。　　3級：堅實的收縮，持續1~2秒。

4級：很好的收縮，持續3~4秒，但是內診的手指可以輕易地移動。

5級：很強的收縮，持續3~4秒，內診的手指不能夠輕易地移動。

6-3 生理迴饋

　　「生理迴饋」（biofeedback）指的是利用醫療儀器監控工具，偵測與擴大身體內在的生理訊息，讓患者能獲得平時較無法取得的訊息，並從儀器的顯示中，學習正確控制生理的方法。

　　利用聲光儀器的回饋，病人可以知道自己是否真的運動到骨盆底肌肉，幫助患者專注在骨盆肌肉的強化，並讓身體其他部位肌肉鬆弛，調高控制排尿的能力，使病患真正達到骨盆底肌肉運動的效果。如果自己無法訓練時，還可以借由功能性電刺激等方式來了解及強化骨盆底肌肉。

　　首先在肛門括約肌兩側貼上肌電圖電極片，或於陰道或直腸內置入會陰壓力計，測量骨盆底肌肉收縮的功能，傳輸訊號經由電腦的整合，再轉換成聲光效果，讓患者了解骨盆底及周邊肌肉組織的活動情形。生理迴饋行為療法適用於較輕微尿失禁且沒有伴隨尿道或膀胱脫垂者，患者的配合度及意願相當的重要。

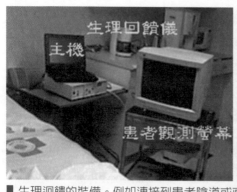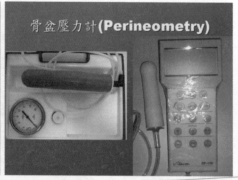

■ 生理迴饋的裝備。例如連接到患者陰道或直腸的骨盆壓力計將壓力或電極訊號回傳到主機，生理迴饋主機轉變成聲光效果，讓患者可以從螢幕觀測或喇叭聽取知道自己是否真正的運動到骨盆底肌肉。（右圖）：為攜帶型的骨盆壓力計。

實際病例

顯示雙頻道的肌電圖活動情形。將一電極貼片貼在肛門括約肌周邊（上圖）而另一電極貼片貼在腹部（下圖），利用電視或電腦螢幕顯示肌肉收縮的圖形，來教導病人做正確的骨盆肌肉收縮運動。

圖中顯示在練習骨盆腔肌肉收縮運動時，有時會使用到腹肌的情形。肛門周邊括約肌在提肛肌收縮時也會跟著收縮。

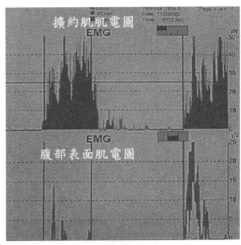

■ 生理迴饋機器螢幕顯示雙頻道的肌電圖活動情形。（上圖）記錄提肛肌收縮時肛門周邊括約肌活動情形；（下圖）顯示提肛肌收縮時是否有使用到腹部肌肉。

專業知識 ‥‥‥

超音波下生理迴饋

目前可應用超音波來執行生理迴饋行為療法，以陰道超音波探頭置放於陰道口，觀察患者骨盆底收縮時，膀胱頸、肛門與直腸的移動情形；比如咳嗽時是否有會陰阻絕的情形（perineal blockade），或者是有收縮到提臀肌。

藉由超音波螢幕顯示骨盆腔型態學的變化，來教導病人做正確的骨盆肌肉收縮運動，當做對骨盆肌肉收縮時，膀胱頸【1】及直腸肛門交接處【2】（為恥骨直腸肌處）會朝恥骨聯合的方向移動。

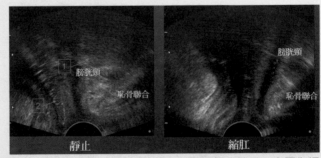

■ 超音波可作為生理迴饋之用。左圖為靜止情況，右圖為提肛肌收縮情況。

6-4 陰道圓錐體運動

　　將適當大小的陰道圓錐體放置在陰道內，陰道圓錐體的重量及突發的腹壓上升會讓患者感覺到圓錐體有向下滑脫的情形，此感覺會讓患者嘗試收縮骨盆肌肉來防止圓錐體的滑脫。

　　若收縮正確的肌肉，陰道圓錐體就不會掉下來，所以這是一種生理迴饋反應，通常可於站立的情況下使用陰道圓錐體，藉以訓練患者骨盆底肌肉。

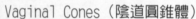
Vaginal Cones（陰道圓錐體）

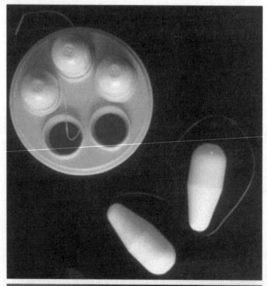

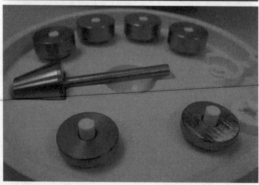

■ 兩種形式的陰道圓錐體。上圖為固定重量型，
　下圖為可改變重量型（改變連接承載之砝碼）。

陰道圓錐運動的記錄及作用機轉

　　骨盆肌肉沒有收縮時，陰道置入陰道圓錐體不會滑脫出來的最大重量爲「靜止承載重量」；在骨盆肌肉收縮時，陰道置入陰道圓錐體不會滑脫出來的最大重量爲「主動承載重量」。

　　陰道圓錐體可應用於患者站立姿勢時。當站立或咳嗽打噴嚏時，腹壓的上升會將陰道圓錐體推出陰道外，此種感覺可讓患者嚐試收縮骨盆肌肉防止其滑脫。

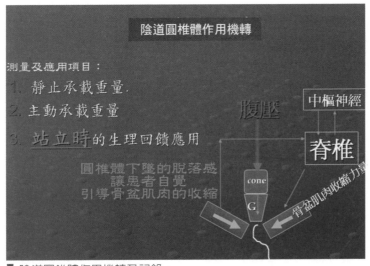

■ 陰道圓錐體作用機轉及記錄。

6-5 功能性電刺激

　　骨盆底功能性電極刺激是將電極放入陰道，以電流刺激陰道周圍，同時刺激尿道、肛門括約肌及提肛肌等骨盆底肌肉，藉誘發週期性的收縮來治療應力性、急迫性和混合性尿失禁。

　　使用低頻刺激時，可以刺激會陰神經，透過反射性的反應抑制骨盆神經，因此可以降低膀胱逼尿肌敏感性，增加膀胱容量。

　　當頻率設定為高頻時，可使骨盆底肌肉收縮以加強肌肉力度，達成與凱格爾運動（Kegel exercise）相同的效果。

應力性尿失禁的運用

　　其作用機轉主要功能

1. 刺激骨盆底肌肉。
2. 刺激支配骨盆底肌肉的骨盆神經及會陰神經，藉由下列機轉完成：

   a. 將快速運動的肌纖維轉換為慢速運動的肌纖維。

   b. 電刺激促使大的運動單元成長及肌纖維的增加，導致肌肉肥厚而能減少尿道的移動性，並提高尿道膀胱頸的位置，以促進腹壓的壓力傳導。

   c. 有回復神經肌肉的復健效果。

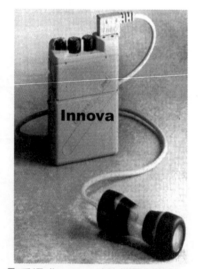

■ 手提式Innova 功能性電刺激儀。

　　電刺激結果：尿動力學變化為靜止及動態運動尿道閉合壓力增加、功能性尿道長度增長、肛門外括約肌壓力增加等。而動態性尿道閉合壓力圖為是否能治療成功的最佳指標。

膀胱過動症的運用

　　其作用機轉主要功能為，藉由刺激會陰神經的輸入端，產生反射性

的中樞作用：

　　1.活化骨盆腔神經節中抑制逼尿肌的交感神經纖維（即下腹抑制纖維hypogastric inhibitory fibers）。

　　2.抑制膀胱運動功能：經由中樞作用的方式，抑制骨盆腔神經對膀胱運動功能的神經衝動傳輸。

　　3.抑制膀胱感覺功能：經由中樞作用的方式，抑制會陰神經及骨盆腔神經的上升枝，對膀胱感覺的神經衝動傳輸。

　　電刺激結果：基本上對排尿功能無影響，但有大於30%的患者，在停用後有持續性效果（carryover effect）。

專業知識 ‧‧‧‧‧‧

功能性電刺激的應用簡介

適應症	1.應力性尿失禁；2.膀胱過動症；3.混合性尿失禁	
作用機轉	1.增強尿道閉鎖機制的肌肉功能；2.抑制膀胱過動；3.對排尿功能無影響	
作用參數	應力性尿失禁	膀胱過動症
頻率	20～50 Hz	5～10 Hz
脈衝期	1～5 ms	0.2~0.5 ms
治癒率	30～50%	―
改善率	60～90%	50～90%

1. 刺激頻率（frequency）：依不同類型之尿失禁選擇不同的頻率，應力性尿失禁選用50 Hz；急迫性尿失禁、不穩定性逼尿肌可選用10至20 Hz。
2. 脈衝期（pulse duration）：最恰當的作用時間介於1～3ms之間，作用波峰產生有效刺激的時間約為100～300 μs。
3. 周期（duty cycle）：間歇比率（on-off ratio）可調為1：2或1：1的比率，例如作用5秒休息10秒（5sec ON：10sec OFF）或作用5秒休息5秒。
4. 強度（intensity）：每位病人所設定的強度都不一樣，通常達到患者開始感到不舒服時為最高強度。
5. 治療時間（duration）：在舒適的強度下，每次治療15～30分鐘，每天做兩次。
6. 治療過程（period）：治療期通常為14～16週，臨床上，在治療2～4週時就會改善症狀。

非手術治療法

6-6 子宮托

在陰道內置入子宮托可以穩定尿道、膀胱頸及子宮，並且在陰道內造成功能性的阻擋，增加尿道功能長度及閉鎖壓力，藉此達到防止骨盆脫垂，也可以用來治療應力性尿失禁、後屈的子宮或膀胱、直腸膨出。

什麼人適合使用子宮托？

患者的動機最為重要，通常如果患者已經接受過手術或強烈拒絕手術的話，就比較願意嘗試。此外，身體與認知狀況、雙手的靈敏度、性生活狀況、平時的運動習慣與陰道子宮頸的狀況，都是需要考慮的因素。

如何選擇合適的子宮托？

1.患者先躺在內診檯上，醫師先把脫垂的部分推回原位之後，就可以估計所需子宮托的大小與種類。

2.醫師把選擇好的子宮托置入患者陰道，必要時可以使用潤滑劑。

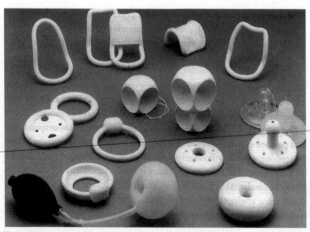

■ 市面上有不同形狀與大小的子宮托可供選擇。

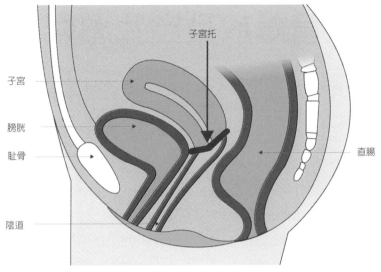

子宮托

子宮

膀胱

恥骨

直腸

陰道

■ 環形子宮托置放於陰道膀胱處支撐膀胱及子宮。

3.醫師會再檢查子宮托的大小是否剛剛好，如果子宮托與陰道壁還可讓醫師的食指通過，那就是適當的大小。

4.請患者站起來，腹部往下用力或咳嗽，檢驗子宮托會不會因此而滑脫。

5.請患者去解小便，理想的子宮托應該不會造成解尿困難，而且也不會滑脫。

6.教導患者自己置入與取出子宮托。

7.定期回診。

妳一定要知道

裝置子宮托後，必須每天將子宮托拿出來清洗，每星期還得要用沸水消毒一次以上，每年須更換新的子宮托，如果陰道有破皮時要停止使用，適當時需塗抹女性荷爾蒙藥膏。

副作用

陰道分泌物增加、陰道潰瘍、陰道感染、陰道出血、性行為不適、尿失禁、長時期未取出造成包埋在陰道內或位移到骨盆腔臟器。

非手術治療法

6-7 尿管置放及自我導尿

　　適用於因為膀胱神經功能異常，導致解尿困難的患者，主要是自我導尿發生感染的風險遠低於膀胱過漲排尿不乾淨引起的危險。

間歇性自我導尿

　　清潔式間歇性自我導尿（clean intermittent catheterization或clean intermittent self catheterization）是根據「下泌尿道功能障礙比起使用非無菌導尿管更容易導致感染」的理論而實施，因為持續過漲尿液排空不全的膀胱，會引起腎臟受損、感染及漏尿的現象，所以定時的排尿是很重要，是治療神經性膀胱患者尿滯留常用的一種方法。

　　教導患者在日間約四小時自行導尿一次，或上完廁所後自行導尿，將膀胱內的餘尿排出。自行導尿時必須使用一種清潔的矽膠質導尿管，以水或潤滑劑潤滑，由尿道口緩緩的將導尿管放入膀胱以排出尿液。

　　此法可使患者免去長期攜帶導尿管的煩惱，也可保護病患膀胱和腎臟功能，幾乎所有的患者在經過教導和練習之後都能輕易完成，是對尿滯留病患最好的一種照顧和治療。

　　可先利用鏡子了解會陰、尿道等基本構造，當熟悉所有的步驟後，便可試著不用鏡子獨自進行自我導尿了。全憑觸覺如同挖耳朵般，不是看著挖而是憑著觸覺，即使出門在外，也能隨時到盥洗室操作。

　　自助間歇式導尿一天至少導四次，可依照自己的活動、社交或工作的性質及平常生活方式的需要配合，目的是讓生活不要遭到太大的干擾。

如何來做自助間歇導尿

⊙準備用物

　　特製的塑膠導尿管；棉枝；肥皂、開水、紙巾、清潔的塑膠袋（用來裝已用過的導尿管）；收集尿液的容器；鏡子；潤滑劑，如KY膠。

⊙相關的解剖位置

尿道口圖形需事先熟悉，女性會陰相關位置如下圖。

⊙**步驟**

1. 將手洗乾淨。

2. 棉枝沾開水，由「上往下」擦拭尿道口周圍的部位。

3. 用拇指和食指撥開陰唇，看清楚尿道口的位置。

4. 拿起導尿管，輕輕插入尿道口約5~7公分處，讓尿流入收集尿液的容器內。

5. 輕壓下腹部可幫助排尿，確定全解乾淨無尿液流出後，輕輕拔出導尿管。

6. 操作完畢後將手洗乾淨。

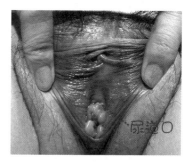

⊙**處理用完的物品**

1. 沖洗所有的器械和收集尿容器。

2. 用肥皂和清水清洗導尿管，清洗導尿管時要特別注意管子的開口，再用開水沖乾淨，以免導尿管遭到阻塞。

3. 放在紙巾上讓其自然風乾後，放入乾淨的塑膠袋中。

4. 一枝導尿管使用不超過兩週。

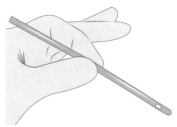

■ 保持乾淨可以不用帶手套

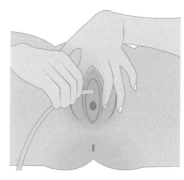

⊙**注意事項**

1. 注意尿液的顏色，如有混濁、血尿或者有任何刺鼻臭味時，這時便要到醫院做尿液檢查。

2. 如果小便出現一些白色漂浮物或細碎渣，經常是尿中結晶體所形成的，多喝開水或攝取液體即可獲得改善。

3. 生理期期間可以照常導尿。

4. 一天至少導尿四次以上，約每六個小時及睡前。

5. 勿讓膀胱尿液超過400cc以上

6-8 行為療法──膀胱再訓練

目的是再建立大腦皮質對其下段尿路系統神經傳導的控制，對膀胱過動症、頻尿與尿急迫有用，但對有漏尿者無用。成功完成膀胱再訓練的患者，其尿動力學數值並不因此而改變。

施行方法

1.逐漸拉長解尿的時間：依時間來解尿而非依症狀，開始的解尿間隔由解尿日誌決定。在固定時間下，患者時間到了就去上廁所，重建患者大腦皮質對解尿的控制。維持一週後，於下一週拉長15分鐘，最後能保持三個小時上一次廁所。

2.拉長感覺急迫感到解小便的間隔(如下圖)：需要使用停止動作、放慢腳步、專心、夾緊雙腿、小腿交叉等方法，短暫延緩解小便的急迫感直到急迫感消失，再匆容不迫如廁。

如下圖所示，當感覺到有尿意感時，先停止任何動作，馬上做縮肛動作，不要專注於膀胱急迫的尿意感，嘗試專心於其他事物，等尿意急迫感高峰過後，才於既定的時間，匆容不迫的上廁所。

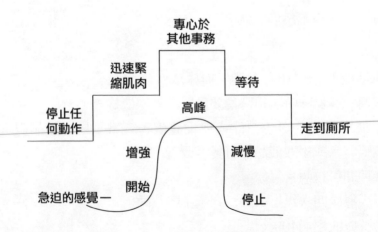

第7篇 自然生活保健法

7-1 營養療法

　　其實預防骨盆鬆弛並沒有特別的方法，說穿了還是要遵守一般的健康飲食原則，如均衡攝取各種顏色的食物，以及做到低油脂、低單糖、低鹽分等原則，不僅可以維持身體的正常運作，也可保持適當體重，也能夠預防骨盆鬆弛。

　　而抽菸會對膀胱與尿道造成不良影響，咖啡因跟漏尿有關，最好還是避免為宜。尿路結石患者飲食上需注意多喝水、多吃高纖維食物、少吃大魚大肉和太鹹的食物。

預防泌尿道發炎聖品——蔓越莓

　　Avron等人在1994年「美國醫學協會期刊」（Journal of the American Medical Association, JAMA）發表一項針對泌尿道感染的女性所做的研究，建議患者每天飲用300cc蔓越莓果汁（cranberry juicy）。

　　蔓越莓（cranberry），又稱小紅莓或蔓越橘，在主要生長在北半球涼爽地區的酸性泥炭土壤中，多分布在歐洲及北美等地帶，目前在美國經品種改良後被廣為種植栽培。

　　蔓越莓中有花青素（proanthocyanidins）或稱濃縮單寧酸（condensed tannins）成分，可以防止大腸桿菌黏著在膀胱泌尿道黏膜內側，因此可有效防止尿道炎或膀胱炎；此外，花青素也具有抗氧化與增強免疫系統的作用。

　　蔓越莓中的馬尿酸（hippuric acid）能夠產生協同作用，改變細菌叢生態，進而預防泌尿道感染。另外，蔓越莓內的黃酮類成分（flavonoid fractions）可以避免低密度脂蛋白（low-density lipoprotein, LDL）氧化。

　　蔓越莓也有豐富的礦物質，如：鈣、鎂、鉀、磷和維生素A、B1、B2及菸鹼酸等，可說是一種非抗生素治療尿路感染的最佳處方。

蔓越莓可當做水果食用，也可以用來製作成果汁、果醬、果凍、果乾和餡餅等。蔓越莓醬（cranberrysauce）更是美國感恩節主菜火雞的傳統配料，因為蔓越莓本身的酸味較強，市售的蔓越莓製品通常會加入糖漿或蘋果汁等成分，熱量較高，所以近年來有一些錠劑產品發售於市。

蔓越莓製品大都具有預防泌尿道發炎的功效，不過需注意蔓越莓只能降低泌尿系統發炎的機率，並不能完全防止發炎。

大豆

婦女停經後，卵巢萎縮，雌激素分泌不足，造成停經後各種症狀叢生。由於，在對更年期婦女進行雌激素替代療法的危險性被揭開以後，「植物異黃酮」(Isoflavones)的荷爾蒙替代療法成為最近相當流行的營養保健趨勢。

> ### 妳一定要知道
>
> 1. 對於目前正在服用抗凝血藥物warfarin的患者，不要同時服用蔓越莓或其製品，因為可能會導致嚴重出血（文獻出處：Prescrire Int. 2006 Aug; 15（84）：145-6）。
> 2. 對於有草酸結石家族史的患者也不建議食用蔓越莓，避免促成草酸鈣結石 （文獻出處：J Urol 2005 Aug; 174（2）：590-4）。

對於更年期或切除卵巢後停經的婦女，從植物中攝取足夠的植物雌激素，可以預防停經後的各種症狀。「植物異黃酮」在人體的生理機能近似雌激素，但目前未發現有雌激素般的副作用，大豆、蘋果、南美山藥等植物都含有植物異黃酮。

其中，大豆營養價值最高，主要含有35%的植物蛋白質及約20%的植物油脂、澱粉、大豆卵磷脂、維生素E、異黃酮、礦物質等，其飽和脂肪酸含量少而不含膽固醇。

大豆中的天然植物雌激素其效用非常柔和，不像直接服用雌激素會產生副作用。據研究，一杯大豆大約含有300毫克異黃酮，藥理作用相當於西藥雌激素0.4毫克。

自然生活保健法

停經婦女每日攝食含有200毫克異黃酮的大豆或大豆食品，即可顯現雌激素的功效，產生如下效果：陰道內表層細胞數增多；分泌液增加，抵消停經後陰道萎縮、乾燥所引起的不適感。

　　多吃豆腐、豆漿、豆花和豆皮等食品就可攝取大豆中的植物激素。

7-2 日常生活與運動保健

　　生產及老化是骨盆底肌肉鬆弛及其功能失調的最主要因素,然而生產及老化是無法避免的(尤其是老化)。而肥胖是尿失禁與骨盆底鬆弛的危險因子,所以控制體重並多做運動,可以預防或避免這些問題。

日常生活保健

　　若爾後有持續性的高腹壓的情形,如長期慢性阻塞性肺疾(氣喘、慢性支氣管炎等)引起的咳嗽、慢性便秘或長時間做舉重般的工作,則會對已經產生病變的骨盆底肌肉加重其傷害,進而導致骨盆腔鬆弛的加速形成及功能上的失調。

　　因此,日常生活上就要注意盡量避免發生高腹壓的情形,有肺臟疾病就應該就診,不要吸菸;日常飲食上多攝取蔬果、五穀類等高纖維食物來防止便秘;工作時盡量避免以憋氣的方式做舉重般的動作。

　　除此之外,平常多做骨盆底肌肉運動來訓練仍然正常的骨盆底肌肉組織,以代替受損肌肉的工作,讓骨盆腔臟器(子宮、膀胱、直腸)維持在一定的位置上,或許可避免骨盆腔鬆弛的惡化。

　　然而,若是因嚴重骨盆腔鬆弛的情況而接受了骨盆腔鬆弛的矯正手術,就更應該注意以上的情形。

運動保健

　　根據2007年美國「婦產科雜誌(Obstetrics and Gynecology)」發表針對五十四到七十九歲婦女的研究,發現較多的身體活動可以減少漏尿的發生。但是,到底要做什麼運動才有效呢?其實日常的活動就可以了。

　　以走路來說,平時勤於走路可降低26%的漏尿發生率,所以建議婦女朋友,平常除了勤練凱格爾運動鍛鍊骨盆底肌肉外,在日常生活當中

也盡量提高身體活動率，例如：捨棄搭乘電梯而改爬樓梯、搭巴士或捷運提早一兩站下車、步行上班或回家等等，不僅可以輕鬆維持健康美麗的身材，還可預防骨底肌肉鬆弛，可謂一舉數得。

附錄

最想知道的Q&A

Q1. 高潮時發生漏尿的情形,是否有問題?

有人認為女性得到高潮發生漏尿有若男性高潮時射精般是相同的情形,有被特稱為「潮吹」,但在膀胱生理上而言,其實是逼尿肌不穩定所導致。

Q2. 經陰道的各種手術,術後何時才可以行夫妻性生活?

無論是尿失禁手術、前後陰道壁修補手術或子宮切除手術,術後應該至少等兩個月,且經過專門醫師的內診確定陰道傷口已復原後,才可有夫妻性生活。

Q3. 停經後陰道乾澀無法性行為或性行為時非常不適該怎麼辦?

停經後由於缺乏雌激素(女性荷爾蒙),會有萎縮乾涸難入的情形,能做好前戲是最重要的,再搭配潤滑劑(如KY jelly)的使用會有很好的效果,可以改善性行為不舒服的情況。

Q4. 性行為時會有想尿尿的情況正常嗎?

因為性行為有時會撞擊到膀胱下壁,如果當時膀胱裡面有小便,有尿意感是正常的;但有時是有逼尿肌不穩定的情況。

Q5. 請問日間及夜間的頻尿標準如何界定?

2002年國際尿失禁學會(International Continence Society簡稱ICS)做了重新的定義:頻尿指的是一天解尿次數超過八次以上(≥8)。一般而言,「日間頻尿」的定義是白天解尿次數超過7次以上(>7),而「夜尿」的定義是晚上睡著之後,因為尿意感而醒過來去上廁所的情況超過一次以上(≥1)。

Q6. 肥胖的人比較容易有尿失禁或骨盆鬆弛嗎？

肥胖是尿失禁與骨盆鬆弛的危險因子之一，肥胖會增加對骨盆肌肉的張力載重影響造成骨盆底肌肉鬆弛。

Q7. 什麼是滿溢性尿失禁？

因為膀胱感覺或解尿功能異常（感覺遲鈍或喪失及解尿功能變糟），膀胱積尿過多，導致稍微運動或輕咳即發生漏尿的情況。

Q8. 什麼是尿失禁？

尿失禁就是不自主的漏尿，不管是咳嗽時會漏幾滴尿，或者是持續性地漏尿，甚至在沒有預警的情況下就漏尿出來。？

尿失禁造成的原因可分為四類：

1.是因為感染或神經病變造成膀胱神經、肌肉的不穩定或不協調所致。

2.是生產、外傷及老化引起膀胱、尿道及骨盆腔位置的改變所致。

3.是手術或放射線治療時，造成膀胱、尿道本身組織變性所引起。

4.則是先天異常或廔管，輸尿管開口異位也會造成尿失禁。

Q9. 尿液異常是什麼情況？

在正常情況下，尿液大多呈現透明狀，尿量排放多時尿液顏色呈淺黃色，尿量排放少時尿液顏色呈黃褐色，而晨起後的第一次排尿顏色會較深(夜間尿液濃縮所致，防止膀胱膨脹而干擾到睡眠)。

當尿液顏色發生變化時，可能是因為水喝太少、服用藥物或罹患某種疾病所致，應做尿液檢查。常規尿液檢查包含尿液酸鹼值、尿蛋白、尿糖、尿潛血及尿沉渣檢查(Urine Sediment)等項目。

一般而言，這些項目之正常結果均應為「陰性」及正常白血球數目在高倍顯微鏡下僅有0~5顆的白血球存在或正常紅血球僅有0~2顆的存在。若為「陽性」反應或血球數目超過正常值則屬異常，須配合其他項目做整體的評估，以確定是否有病理上的疾病發生。

偶爾一次出現異常反應，並不一定代表有疾病的存在，但亦不可忽視，必須做追蹤檢查，並諮詢專業人員的意見（常規尿液檢查判讀請參考「第二篇第一章」）。

Q10. 膀胱炎、尿道炎和陰道炎不一樣嗎？

膀胱是個中空儲存尿液的器官，位處在骨盆腔接受輸尿管傳送由腎臟排泄的尿液，再經由尿道將尿液於適當的時候排泄到體外。膀胱炎和尿道炎是不可割捨的，都是下段尿路感染的範疇。

陰道炎指的是陰道部位的發炎，可能為細菌性或念珠菌感染。由於尿道與陰道為鄰近的組織，因此陰道感染時可能會波及尿道，而導致整個下段尿路的感染(膀胱及尿道發炎)。

Q11. 請問日常要如何保養膀胱呢？

膀胱是個儲存及排放尿液的場所，就像排放的下水道一樣，下水道的溝渠不通暢就容易孳生蚊蠅發生惡臭，如果溝渠水流順暢就較不易發生蚊蠅孳生。要防止膀胱炎的發生也是如此，平常需多攝取水分及不要憋尿，至少不超過四個小時就一定要上廁所解尿，如此就能讓膀胱不易發生感染。

此外，平常可多攝取含有蔓越莓的飲料或食物，蔓越莓內的成分可防止大腸菌(最常見的尿路感染菌種)黏附在膀胱尿道壁上。

Q12. 每天用衛生護墊好嗎？

如果有漏尿的情形，使用衛生護墊是一項防護措施，可防止尿液外漏，但是應該注意需經常更換，否則潮濕的衛生護墊整日接觸會陰區域，不但會造成會陰不適、發炎，而且會產生極難聞的阿摩尼亞味道，讓人聞味止步不敢靠近。

Q13. 常有陰道搔癢或分泌物變多時，是泌尿感染嗎？

　　陰道搔癢有可能是陰道炎或骨盆腔炎所造成，會導致陰道分泌物變多，而發炎的情形有可能再經由尿道造成泌尿感染。有些婦女分泌物雖多，但是色澤呈透明狀或白色黏糊狀，有可能也會有輕微陰道搔癢，大多是會陰對分泌物的過敏反應所致，通常不會合併有尿路感染的情形。但是，要如何分辨是否有尿路感染？唯一只有做尿液鏡檢或微生物培養才能得知。

Q14. 請問水分攝取少但卻一直跑廁所要怎麼辦？

　　水分攝取少但是一直跑廁所，有兩種組織器官可能發生問題：一是血液流經腎臟時血液中水分的再吸收出現了問題，最常見為腦下垂體的防止利尿的荷爾蒙(ADH)其釋放發生了問題，導致排尿量較水分攝取量超過甚多；另一是儲存尿液的膀胱發生了問題。膀胱問題的產生有可能是膀胱感覺變得較敏感，如容積縮小或者是有間質性膀胱炎的發生而產生頻尿；也有可能者是膀胱逼尿肌產生不穩定的情形(又稱膀胱過動症)，因此導致膀胱逼尿肌容易收縮而產生頻尿。

年齡：　懷孕數：　生產數：　剖腹數：　體重：　公斤　身高：　公分

A.婦科、內科、神精科及婦科史

1.您是否已停經？是【　　】：有多久（　　　）；
　是否有服用荷爾蒙藥：是（　　　）

2.您的膀胱尿道或生殖道問題有多久？（　　　　）

3.您是否有糖尿病？是【　　】：有多久（　　　）；
　是否有定期服藥：是（　　　）

4.您是否有高血壓？是【　　】：有多久（　　　）；
　是否有定期服藥：是（　　　）

5.您是否有神經疾病？是【　　】：有多久（　　）；
　是否有定期服藥：是（　　　）

6.您是否中風過？是【　　】：有多久（　　　）；
　是否有定期服藥：是（　　　）

7.您是否有接受過婦科或骨盆腔手術？是【　　】：（　　　）（　　　）

B.婦女泌尿科病患門診就醫問卷表

1.您是否有頻尿的情況，未睡前解尿次數超過七次以上？
　【　　】是【　　】不是

2.您是否有夜尿的情況，睡著後到天亮會因尿液感爬起來上廁所超過一次以上？
　【　　】是【　　】不是

3.您是否有想上廁所時會有很急迫的感覺無法忍耐？
　【　　】是【　　】不是

4.您是否有想上廁所時會有很急迫的感覺無法忍耐，甚至尚未到廁所就尿出來？
　【　　】是【　　】不是

5.您是否會在咳嗽打噴嚏或提重物下會漏尿？

【　　】是【　　】不是

6.您是否有解尿困難（需用力解或解不乾淨或需兩次才解完）？

【　　】是【　　】不是：

（　　）需坐一段時間；（　　）需用力解；

（　　）或解不乾淨需兩次才解完

C.下段尿路症狀對日常生活的影響或不方便（影響到您的日常生活造成不方便）

頻尿問題的情況【請打勾】					
沒有影響	輕　微		中　等		嚴　重
0	1	2	3	4	5

夜尿問題的情況【請打勾】					
沒有影響	輕　微		中　等		嚴　重
0	1	2	3	4	5

急迫的感覺【請打勾】					
沒有影響	輕　微		中　等		嚴　重
0	1	2	3	4	5

急迫漏尿問題的情況【請打勾】					
沒有影響	輕　微		中　等		嚴　重
0	1	2	3	4	5

咳嗽打噴嚏漏尿的情況【請打勾】					
沒有影響	輕　微		中　等		嚴　重
0	1	2	3	4	5

解尿困難的情況【請打勾】					
沒有影響	輕　微		中　等		嚴　重
0	1	2	3	4	5

附註：這分問卷調查A的部分想要了解您的婦科、內科、神經科及婦科手術
病史；B的部分是想要了解您是否有不同種類的尿路症狀，（是否對
您日常生活產生影響）；C的部分是想要了解尿路症狀，可作為日後
治療成效的比較用。

就醫前的問卷調查表【二】

（生活品質的調查）

泌尿生殖系統疾病量表（Urogenital Distress Inventory UDI-6）

妳是否經歷以下情況，如果是，請問它困擾妳的程度

（0分／不會，1分／輕微，2分／中等，3分／嚴重）

1.妳是否常會覺得想小便？ _____分

2.當妳感到尿急時就會漏尿嗎？ _____分

3.日常生活回動：咳嗽、打噴嚏時就會漏尿嗎？ _____分

4.妳有小量漏尿嗎？ _____分

5.覺得很難將尿液排空嗎？ _____分

6.常常覺得下腹部或會陰部不舒服或疼痛嗎？ _____分

總分 _____分

尿失禁影響問卷（Incontinence Impact Questionnaire IIQ-7）

1.是否影響做家事？ _____分

2.是否影響做一些娛樂，如散步、游泳或其他運動？ _____分

3.是否影響看電影或音樂會？ _____分

4.去旅行時是否方便搭車或等巴士超過30分鐘時，是否影響呢？ _____分

5.是否影響參加戶外活動？ _____分

6.是否影響妳的情緒健康（是否會神經質/憂鬱）？ _____分

7.是否感到挫折？ _____分

總分 _____分

性生活品質問卷調查表

妳是否經歷以下情況，如果是，請問它困擾妳的程度

（0分／不會，1分／輕微，2分／中等，3分／嚴重）

1.妳會想要與性伴侶行房的頻率？ _____分

2.妳與妳的性伴侶行房時常會達到高潮嗎？ _____分

3.當妳與妳的性伴侶有性行為時，妳常會覺得興奮嗎？ _____分

4.妳對妳目前性生活感到滿意的頻率？ ＿＿＿＿分

5.妳在行房時會覺得疼痛的頻率嗎？ ＿＿＿＿分

6.妳在行房時會尿失禁嗎？ ＿＿＿＿分

7.妳會因為尿失禁或滲便問題，而限制妳的性行為嗎？ ＿＿＿＿分

8.妳會因為陰道重建手術而避免行房嗎？ ＿＿＿＿分

9.當妳與妳的性伴侶行房時，妳是否會覺得害怕、噁心、羞恥或
　罪惡感嗎？ ＿＿＿＿分

10.妳是否因為妳的性伴侶提早射精，而影響到妳的性行為？ ＿＿＿＿分

11.妳是否因為妳的性伴侶有勃起問題，而影響到妳的性行為？ ＿＿＿＿分

12.比較過去妳曾有過的高潮，在過去六個月是否經常達到強烈
　的高潮？ ＿＿＿＿分

總分 ＿＿＿＿分

附註：這分問卷為國際尿失禁學會建議的問卷調查項目之一，此問卷想
　　　要了解您尿路症狀的有無，及其對您日常生活的影響，由此部分
　　　可作為日後治療成效的比較用。由於陰道的另一主要功能為性生
　　　活，因此性生活品質的問卷也是重要的一環。

解尿日誌

國泰醫院版

第一天（ 年 月 日）		第二天（ 年 月 日）	
時間	解尿量（毫升）	時間	解尿量（毫升）

馬偕醫院簡易一天記錄版

時間	喝水量cc	小便量cc	漏尿情形			
			活動	漏尿量	急迫感	尿床
白天小便總次數（A）						
晚上小便總次數（A）						
每天喝水總量（A）						
白天解尿總量（A）						
最大膀胱容量						
平均每次解小便量〔D/（A+B）〕						
七天解小便平均次數	白天					
	晚上					

附錄**5** ## 手術後膀胱測量用單

膀胱造屢訓練記錄單　　姓名／床號 _____

日期 時間	吃東西 喝飲料 喝水	自解 小便 量	尿管 引流 量	拔掉尿管後 護士導尿量 （備註）	日期 時間	吃東西 喝飲料 喝水	自解 小便 量	尿管 引流 量	拔掉尿管後 護士導尿量 （備註）

附註：此表應用於記錄膀胱解尿情形事項：解尿時間（時間「左起第一欄」）、
　　　自行解尿量（自解小便量「左起第三欄」）、解尿後恥骨上膀胱引流管引
　　　流膀胱殘存之尿液容量（尿管引流量「左起第四欄」）、拔掉經恥骨上膀
　　　胱引流管後護士小姐導尿量（護士小姐導尿量「左起第五欄」）。

星期一
今日練習骨盆底運動＿＿次　　　　　　今天上廁所＿＿次
每次運動＿＿分鐘　　　　　　　　　　是否還有漏尿情形？　是□　　否□
每次運動收縮骨盆底肌肉＿＿次　　　　漏尿＿＿次
每次收縮可維持幾秒＿＿次

星期二
今日練習骨盆底運動＿＿次　　　　　　今天上廁所＿＿次
每次運動＿＿分鐘　　　　　　　　　　是否還有漏尿情形？　是□　　否□
每次運動收縮骨盆底肌肉＿＿次　　　　漏尿＿＿次
每次收縮可維持幾秒＿＿次

星期三
今日練習骨盆底運動＿＿次　　　　　　今天上廁所＿＿次
每次運動＿＿分鐘　　　　　　　　　　是否還有漏尿情形？　是□　　否□
每次運動收縮骨盆底肌肉＿＿次　　　　漏尿＿＿次
每次收縮可維持幾秒＿＿次

星期四
今日練習骨盆底運動＿＿次　　　　　　今天上廁所＿＿次
每次運動＿＿分鐘　　　　　　　　　　是否還有漏尿情形？　是□　　否□
每次運動收縮骨盆底肌肉＿＿次　　　　漏尿＿＿次
每次收縮可維持幾秒＿＿次

星期五
今日練習骨盆底運動＿＿次　　　　　　今天上廁所＿＿次
每次運動＿＿分鐘　　　　　　　　　　是否還有漏尿情形？　是□　　否□
每次運動收縮骨盆底肌肉＿＿次　　　　漏尿＿＿次
每次收縮可維持幾秒＿＿次

星期六
今日練習骨盆底運動＿＿次　　　　　　今天上廁所＿＿次
每次運動＿＿分鐘　　　　　　　　　　是否還有漏尿情形？　是□　　否□
每次運動收縮骨盆底肌肉＿＿次　　　　漏尿＿＿次
每次收縮可維持幾秒＿＿次

星期日
今日練習骨盆底運動＿＿次　　　　　　今天上廁所＿＿次
每次運動＿＿分鐘　　　　　　　　　　是否還有漏尿情形？　是□　　否□
每次運動收縮骨盆底肌肉＿＿次　　　　漏尿＿＿次
每次收縮可維持幾秒＿＿次

附註：此表可讓妳記錄骨盆腔肌肉運動的情形及相對的膀胱功能狀況，請保
　　　留此記錄，經過一段時間的訓練請再回過頭來審視，比較肌肉訓練的
　　　進展及成效如何。

[圖解]腸道健康法

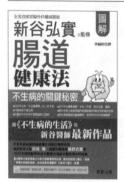

定價：250元

癌症已經佔據國人十大死因第一名高達十多年之久，每每看到這些數據，總讓人不免想問：「究竟有什麼辦法可以讓我們不生病、健健康康地度過此生呢？」新谷醫師獨創了一套能維護健康的「新谷飲食健康法」

本書特色

新谷弘實醫師最新力作！

本書從「腸道」與「免疫」兩方面切入，深入探討人體的免疫系統，告訴你怎麼透過維持腸道環境，進而提升自體的免疫力、治癒力，讓你擁有不生病的生活。

長壽的飲食

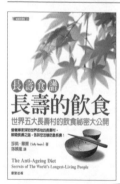

定價：280元

活得老不稀奇，老的健康才稀奇

有幸活在今日的我們，可以比史上任何一個時代的人都活得更長，有些人還有機會成為百歲人瑞。但許多人仍然擔心，無法避免老年疾病的折磨。依實例現身說法及科學研究結果撰述，內容含括：

本書特色

◆百歲人瑞如何維持健康身體的精彩故事
◆詳細解說各種長壽養生法的行動與飲食法則
◆如何在自己的生活與飲食中應用長壽養生祕方的小撇步
◆美味的正統長壽村當地食譜

速效減肥法

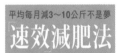

平均每月減3～10公斤不是夢

速效減肥法

WEIGHT LOSS & HEALTH

飲食與藥物交替減肥法
不愛運動者的福音

臺灣減肥醫療先鋒
曾漢棋

定價：250元

　　減肥可說是女性一生與之奮戰的重要課題，體重計上升的數字，更是恨不得去之而後快的大敵。坊間流行減肥方法可說琳瑯滿目，而各種減肥產品和瘦身機構卻經常是傷身花大錢。減肥最終目的還是健康。

本書特色

◆打造不胖體質，讓你身體瘦又輕的25種方法，終結忽胖忽瘦的惡性循環

◆創全國最高紀錄－不復胖率高達96％以上／千餘位使用者的見證推薦

◆減肥權威專業醫師教您怎麼吃？不會胖／怎麼動？瘦的快／怎麼減？最健康

不同血型不同飲食

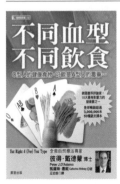

不同血型
不同飲食

○型人的健康食物，可能是A型人的毒藥……

Eat Right 4 (For) Your Type 全美自然療法專家
彼得‧戴德蒙 博士
Peter J.D'Adamo
凱薩琳‧惠妮 Catherine Whitney ○著
王如茵○譯

定價：280元

◆美國書界評論家：十大最有影響力的健康書之一

◆全球暢銷超過3,000,000本／50種語文譯本

本書特色

1.作者以生物化學性概念，將血型視為解開身體奧祕的密碼。

2.分別介紹四種血型適合的飲食計畫，針對不同血型特質，列舉有益和避免食用的食物。

3.探討醫學策略與血型間的關聯，試圖減緩老化的過程。

十穀養生健康法

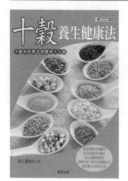

定價：260元

徐上德醫師長年研究生機飲食，於少林寺方丈果林老和尚處求得長壽養生秘方十穀米後公諸社會，廣於各網站轉載達300萬人次，並幫癌症患者重拾健康，成熱門E-MAIL轉寄信函。每日不間斷食用十穀米，自然擁有健朗身體。

本書特色

> 要達成身體健康，定是依運動飲食兩方向著手；通常人們在飲食會吃到消極性（惰性）及積極性（悅性）兩大食物類型。
>
> 平常不生病時，食物是最好的醫療、自己是最好醫生，想不依賴吃藥習慣就從吃十穀開始吧！

改變你一生的飲食計畫

定價：290元

吃你該吃的，讓你更窈窕、更健康、更快樂
★英國超級暢銷書，銷量超過1,800,000冊
★英國４頻道熱門健康類節目《You are what eat》
★營養學專家的瘦身、排毒、保健、減壓配方

本書特色

> ◆如何了解你的身體密碼，改變飲食計畫
> ◆幫你設計一套豐盛的瘦身飲食計畫，分析一般的減肥為何沒有效。
> ◆吉蓮醫生的「一日排毒法」，清除身體的垃圾
> ◆幫你分析時尚的減肥食譜為何沒有效
> ◆教你如何辨識身體發出的疾病訊號

健康百科 08

女性泌尿健康指南

作者	楊振銘、黃文貞、楊淑惠
企劃	吳怡芬
主編	莊雅琦
編輯	葉慧蓁
校對	曾明鈺
內頁設計	彭淳芝

發行人	陳銘民
發行所	晨星出版有限公司
	台中市407工業區30路1號
	TEL:(04)2359-5820　FAX:(04)2355-0581
	E-mail:morning@morningstar.com.tw
	http://www.morningstar.com.tw
	行政院新聞局局版台業字第2500號
法律顧問	甘龍強律師
承製	知己圖書股份有限公司　TEL:(04)2358-1803
初版	西元2008年9月30日

總經銷	知己圖書股份有限公司
	郵政劃撥：15060393
	〈台北公司〉台北市106羅斯福路二段95號4F之3
	TEL:(02)2367-2044　FAX:(02)2363-5741
	〈台中公司〉台中市407工業區30路1號
	TEL:(04)2359-5820　FAX:(04)2359-7123

定價250元

ISBN 978-986-177-224-0

國家圖書館出版品預行編目資料

女性泌尿健康指南／楊振銘、黃文貞、楊淑
惠著；－－初版．－－臺中市：晨星，
2008.08
面；　公分．－－（健康百科；8）

ISBN 978-986-177-224-0（平裝）

1.泌尿生殖系統疾病　2.婦科　3.婦女健康

415.8　　　　　　　　　　　　97012733

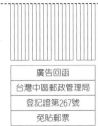

更方便的購書方式：

(1) 網站：http://www.morningstar.com.tw
(2) 郵政劃撥 帳號：15060393
戶名：知己圖書股份有限公司
請於通信欄中註明欲購買之書名及數量
(3) 電話訂購：如為大量團購可直接撥客服專線洽詢

◎ 如需詳細書目可上網查詢或來電索取。
◎ 客服專線：(04)2359-5819#230 傳真：(04)2359-7123
◎ 客戶信箱：service@morningstar.com.tw

◆ 讀 者 回 函 卡 ◆

以下資料或許太過繁瑣，但卻是我們瞭解您的唯一途徑
誠摯期待能與您在下一本書中相逢，讓我們一起從閱讀中尋找樂趣吧！

姓名：＿＿＿＿＿＿＿＿　性別：□ 男　□ 女　　生日：　／　　／

教育程度：＿＿＿＿＿＿＿＿

職業：□ 學生　　　　□ 教師　　　　□ 內勤職員　　□ 家庭主婦
　　　□ SOHO族　　□ 企業主管　　□ 服務業　　　□ 製造業
　　　□ 醫藥護理　　□ 軍警　　　　□ 資訊業　　　□ 銷售業務
　　　□ 其他＿＿＿＿＿＿＿＿＿

E-mail：＿＿＿＿＿＿＿＿＿＿＿＿＿　聯絡電話：＿＿＿＿＿＿＿＿

聯絡地址：□□□＿＿＿＿＿＿＿＿＿＿＿＿＿＿＿＿＿＿＿＿＿

購買書名：《女性泌尿健康指南》

・本書中最吸引您的是哪一個單元或哪一段話呢？＿＿＿＿＿＿＿＿＿

・**誘使您購買此書的原因？**

□ 於 ＿＿＿＿ 書店尋找新知時　□ 看 ＿＿＿＿ 報時瞄到　□ 受海報或文案吸引
□ 翻閱 ＿＿＿＿ 雜誌時　□ 親朋好友拍胸脯保證　□ ＿＿＿＿ 電台DJ熱情推薦
□ 其他編輯萬萬想不到的過程：＿＿＿＿＿＿＿＿＿＿＿＿＿＿

・**對於本書的評分？**（請填代號：1.很滿意 2.OK啦！ 3.尚可 4.需改進）

封面設計 ＿＿＿＿＿ 版面編排 ＿＿＿＿＿ 內容 ＿＿＿＿＿ 文／譯筆 ＿＿＿＿＿

・**美好的事物、聲音或影像都很吸引人，但究竟是怎樣的書最能吸引您呢？**

□ 價格殺紅眼的書　□ 內容符合需求　□ 贈品大碗又滿意　□ 我誓死效忠此作者
□ 晨星出版，必屬佳作！□ 千里相逢，即是有緣 □ 其他原因，請務必告訴我們！
＿＿＿＿＿＿＿＿＿＿＿＿＿＿＿＿＿＿＿＿＿＿＿＿＿＿＿＿

・**您與眾不同的閱讀品味，也請務必與我們分享：**

□ 哲學　　　□ 心理學　　□ 宗教　　　□ 自然生態　□ 流行趨勢　□ 醫療保健
□ 財經企管　□ 史地　　　□ 傳記　　　□ 文學　　　□ 散文　　　□ 原住民
□ 小說　　　□ 親子叢書　□ 休閒旅遊　□ 繪本　　　□ 其他＿＿＿＿＿＿

以上問題想必耗去您不少心力，為免這份心血白費
請務必將此回函郵寄回本社，或傳真至(04)2359-7123，感謝！
若行有餘力，也請不吝賜教，好讓我們可以出版更多更好的書！

・**其他意見：**

晨星出版有限公司 編輯群，感謝您！